통증을 잡으면
몸매가 달라진다

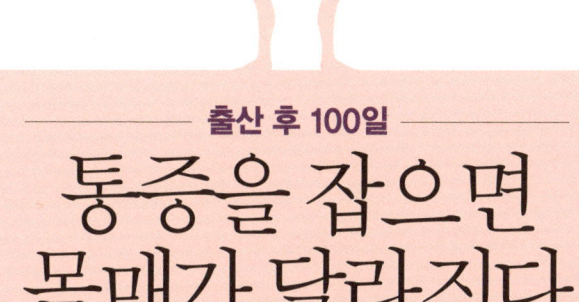

출산 후 100일

통증을 잡으면
몸매가 달라진다

이동엽 지음

더난출판

'엄마'라는 이름을 가진
모든 여성의 행복을 위하여

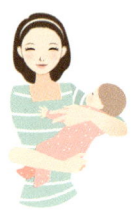

　십여 년 전에 골반과 꼬리뼈 통증과 관련해서 모 신문에 칼럼을 쓴 적이 있습니다. 엉덩방아를 찧거나 다쳐서 아픈 사람들을 생각하고 썼는데, 막상 칼럼을 통해 받은 문의 중에 임·출산 이후 골반, 꼬리뼈통증으로 고통 받는 분들이 많아서 놀랐습니다.

　이 분들을 진료하다 보니 출산 후 골반뿐만 아니라 목·어깨·손목·발목 등 여러 부위에 통증이 켜켜이 누적되어 있었고, 이로 인한 피로, 우울감 등 마음의 병까지 얻은 경우가 많았습니다. 짧게는 출산 직후부터 수십 년간, 왜 아픈지 원인도 모른 채 제대로 된 진료를 받지 못했습니다. 더욱 안타까운 것은 그 모든 상황과 결과를 "내 탓이오." 하며, 산후조리를 제대로 하지 못한 자신의 탓으로 돌리는 것이었습니다.

'산후풍'이라는 병명은 우리나라 표준질병분류에는 분명 속하지만 역사적으로 그 근거나 개념이 부족합니다. 그래서 제대로 된 발병 원인이나 치료법을 찾기 힘든 데 비해 윗세대나 주변 사람들을 통해 전해오는 속설은 상당히 많습니다. 그러다 보니 이러한 속설이나 인터넷, 방송, 잡지 등의 매체를 통해 얻는 정보가 마치 사실인 것처럼 여겨지기 쉬운 함정이 있습니다.

그래서 다른 환자에 비해 산후풍 환자의 경우 적합한 치료를 제대로 받지 못하는 문제가 있어왔습니다. 환자들이 통증의 원인과 증상을 제대로 이해하고, 저마다 갖고 있는 오해를 풀어드리고 싶다는 생각에 이 책을 내기로 했습니다.

사실 산후풍과 산후조리 사이의 진실은, 산후조리를 아무리

열심히 한다고 해도 백퍼센트 예방할 수 없고, 산후조리를 안 한다고 해서 반드시 산후풍이 오는 것도 아니라는 점입니다. 즉 산후풍은 출산 후 누구나 꼭 거쳐야 하는 질병이 아니며, 때가 되면 저절로 낫는 질병도 아닙니다. 반드시 임신 전부터 출산 및 출산 이후까지를 고려한 관리가 필요하고, 예방과 치료가 모두 가능한 질병입니다.

그 키워드는 바로 '골반'에 있습니다. 이 책에는 여성이기에 겪을 수밖에 없는 골반의 변화와 더불어 골반 관리 및 치료법, 산후조리에 대한 오해와 진실, 꼭 비싼 산후조리원에 가지 않아도 가족과 함께할 수 있는 산후 셀프케어 등이 꼼꼼하게 실려 있습니다. 비단 몸의 아픔뿐만 아니라 산모로서 겪는 마음의 부담 역시 산후풍에 영향을 미치기에 이 부분도 다루려고 노력했습니다.

저는 이 책을 산모뿐만 아니라 산모의 몸과 마음의 고통을 함께 나누어야 할 가족 모두가 함께 읽었으면 하는 바람입니다. 이 책이 '엄마'라는 이름을 가진 모든 여성의 행복, 더 나아가 가족 모두의 행복에 도움이 되기를 소망합니다.

한의사 이 동 엽

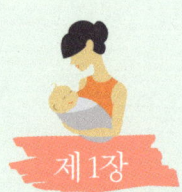

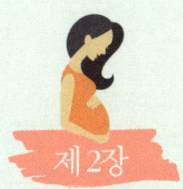

제 2장

산후통증 예방하는
건강한 임신과 출산의 조건

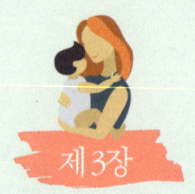

제 3장

혹시 나도 산후풍?
지금 당장 점검하자

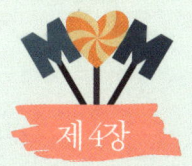

제4장

산후통증의 핵심,
골반에 집중하라

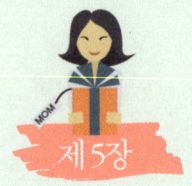

제 5장

산후조리원 못지않게
중요한 셀프케어

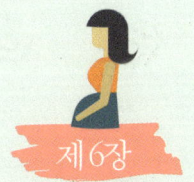

제6장

산후풍,
진실 vs 오해

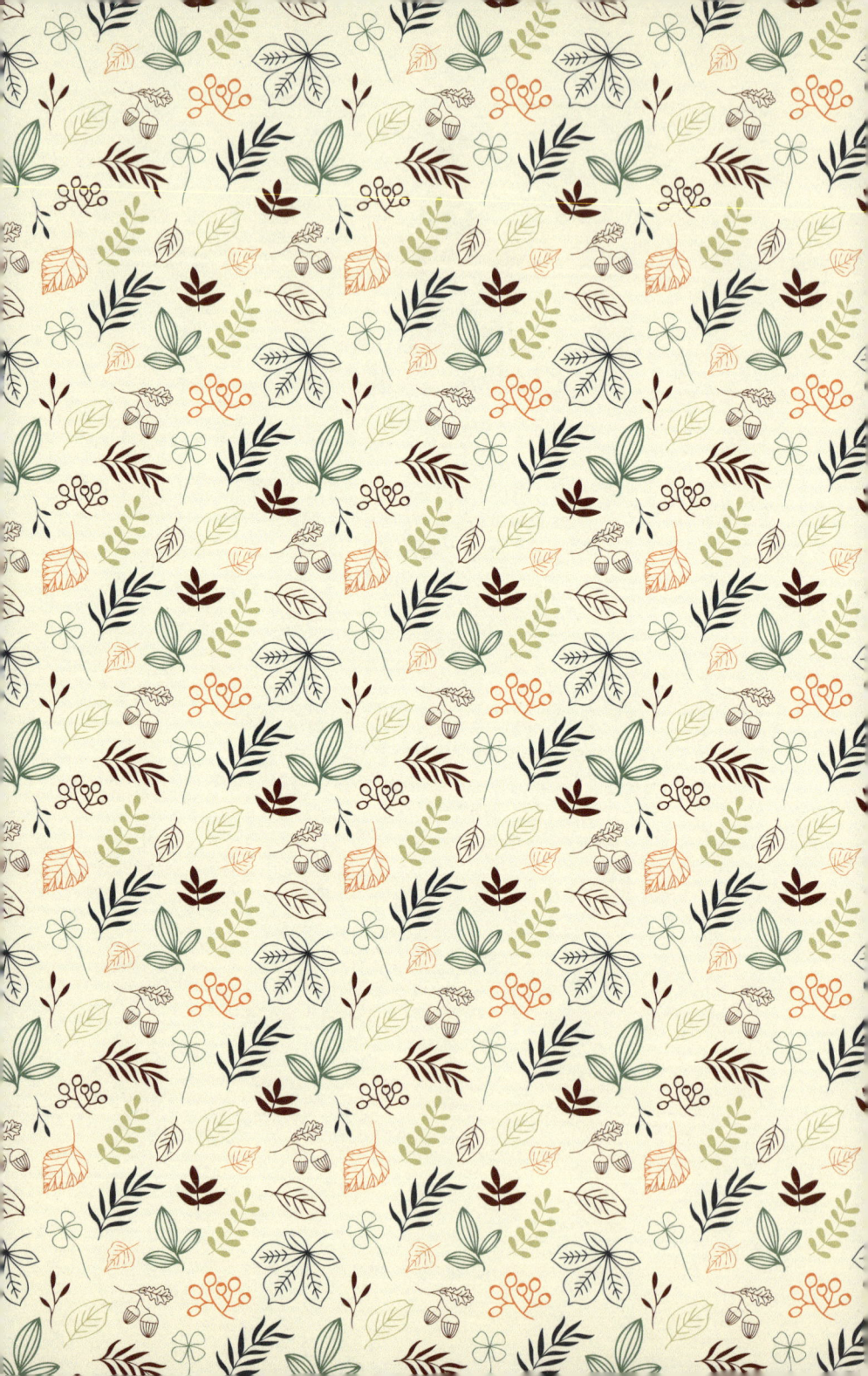

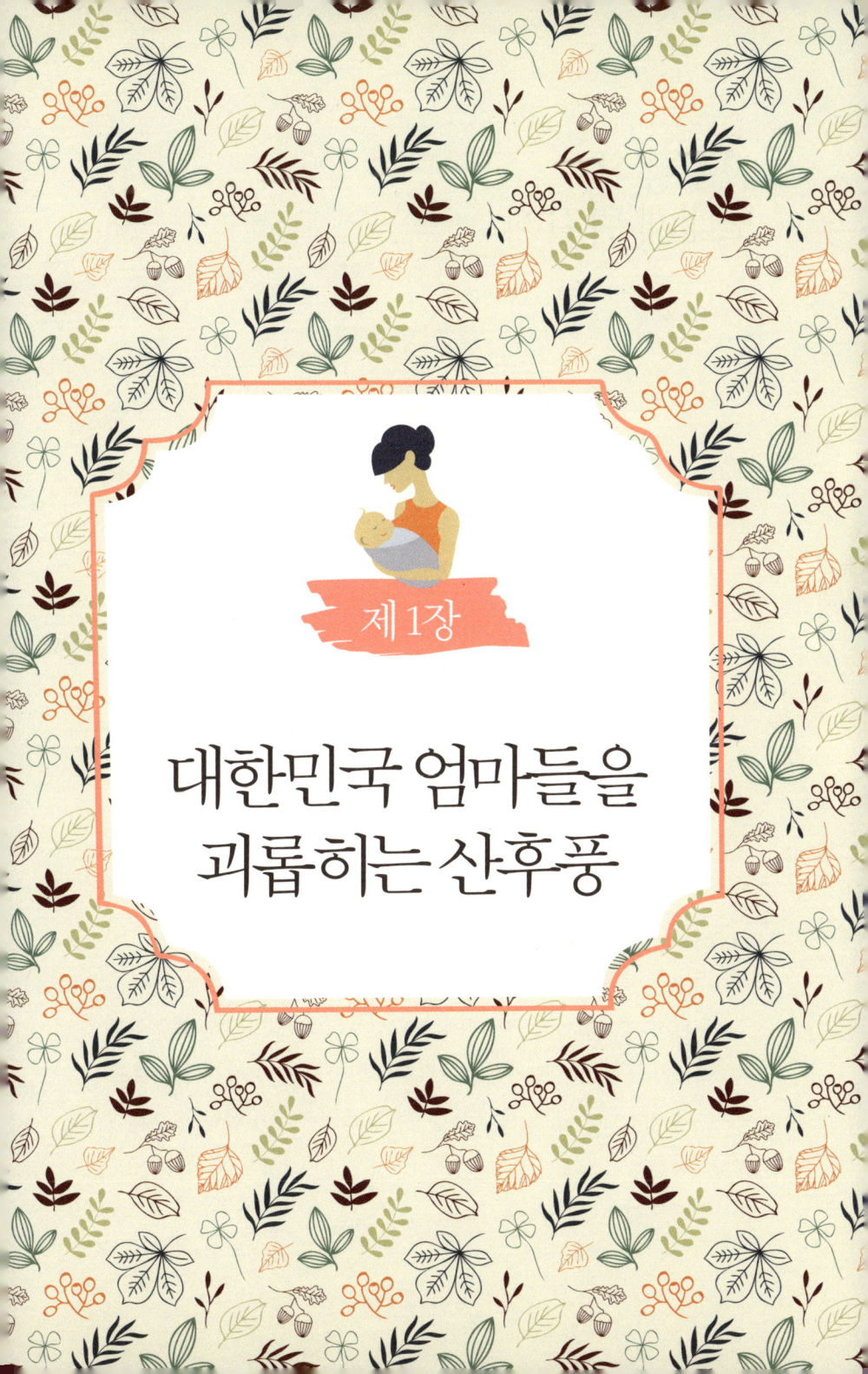

제 1장

대한민국 엄마들을 괴롭히는 산후풍

산후풍이
도대체 뭐길래

아이 낳은 지 3주 정도 됐어요. 하루 종일 어깨가 무겁고 몸은 천근만근 이에요. 무릎이랑 팔꿈치는 시큰거리고, 손발은 저리고, 골반이랑 허리 는 뻐근하고 배겨요. 기운도 없고, 만사 다 귀찮고, 자꾸 눕고만 싶습니 다. 게다가 젖도 잘 안 나오는데 아이를 생각해서 모유수유를 하다 보니, 젖 물리는 것도 엄청난 스트레스예요. 잠도 계속 설치고 있고요. 몸도 마 음도 피곤하고 스트레스가 쌓이니 아기 보는 것도 벅차네요.

산후풍, 막연한 그 이름의 실체는 뭘까

'산후풍'이라는 용어는 일상적으로 우리가 많이 사용하는 말이 지만, 서양의학에서는 물론이고 한의학 의서에서도 찾아보기 어 려운 말이다.

의서 중 《천금방千金方》에서는 산후 100일 이내에 몸조리를 잘못하면 몸이 뒤틀리는 '욕풍(蓐風)'이라는 병이 생긴다고 했고, 《부인양방대전婦人良方大全》에서는 순환장애로 어혈이 발생하기 쉬운 산후 1개월 이내에는 몸에 무리가 가지 않게 하라고 했다. 또 산후 100일 이내에는 칠정(七情), 언어(言語), 풍한(風寒) 등을 주의하지 않으면 각종 질환이 발생하는데 특히 뼛속까지 바람이 들어오는 것 같으니 조심하라고 했지만 딱히 산후풍이라는 단어는 등장하지 않는다.

우리가 잘 아는 《동의보감東醫寶鑑》이나 《방약합편方藥合編》에도 산후풍이라는 병명은 제대로 나오지 않고 산후에 몸이 약해지니 조심하고 보(補)해줘야 한다는 설명 정도만 등장한다. 그만큼 산후풍은 정확한 의학적 정의도 없고 '실체가 없는 병'으로 간주된다.

서양의학에서도 산후시기에 나타나는 증상을 '산욕기 증상(Postpartum Symptoms)'이라고 다루고 있지만, 이를 산후풍이라고 규정짓거나 딱히 이에 해당하는 병명은 없다. 우리나라 표준 질병 분류에는 분명히 들어가 있지만, 역사적으로 살펴보면 그 근거나 개념이 부족한 실정이다.

산후풍은 임신 전부터 몸이 약하거나 출산 후에 산후조리를 제대로 하지 못한 산모들 중 상당수가 겪는 질병으로, 산후에 여기저기 불편한 증상들을 포괄하는 병이라 보면 된다. 특히 임신과 출산을 겪으면서 예전에 없던 증상이 나타났다면 산후풍일 가능성이 크다.

산후풍, 겁내기 전에 뭔지 제대로 알자

그렇다면 산후풍의 정확한 의미는 무엇일까. 산후풍(産後風)이라 하면 '풍(風)'자 때문에 중풍이나 뇌졸중 혹은 추워서 덜덜 떠는 것을 떠올리는 경우가 많다. 하지만 출산 후에 뇌졸중으로 고생 했다는 이야기는 거의 들어본 적이 없을 것이다.

　우리가 보통 산후풍이라고 부르는 것은, 출산 후유증으로 몸 의 특정 부위가 아프거나 시리는 등 산후에 일어나는 육체적 변 화뿐 아니라 불면증, 우울증 같은 정신적 변화까지 통틀어 일컫 는 말이다. 출산 후 6주가 지나도록 근육통, 관절 부위 통증, 냉

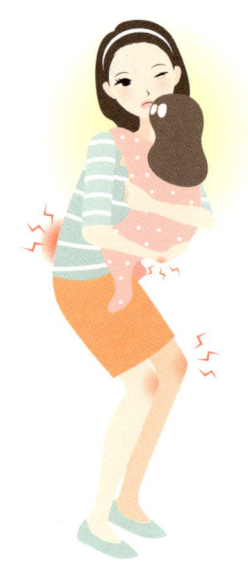

출산 후 100일, 통증을 잡으면 몸매가 달라진다

감 등의 증상이 지속된다면 산후풍으로 볼 수 있다.

산후풍의 가장 큰 원인은 임신부터 출산 후까지 분비되는 호르몬인 '릴랙신(relaxin)'을 꼽을 수 있다. 이 호르몬은 산모의 관절이 임신 상태를 유지하고 분만이 수월하도록 골반이나 관절이 자연스럽게 늘어날 수 있게 도와준다. 그런데 문제는 릴랙신으로 인해 늘어난 골반이나 관절들이 분만 후에 제자리를 잡지 못해 통증을 유발한다는 점이다.

산후풍의 증상들은 계통별로 통증 증상(온몸 혹은 신체 일부에 통증을 느끼는 증상), 전신 증상(어지럼증, 오한, 손발 저림, 탈모, 무기력증 등의 증상), 신경정신계 증상(불면, 안면홍조, 건망증, 우울증 등의 증상) 이 세 가지로 나눌 수 있다.

산후풍이 정말 고통스러운 것은 육체적 증상도 있지만 정신적으로도 좋지 않은 영향을 미친다는 점이다. 분명히 아프긴 한데 너무 여러 군데가 아프다 보니, 한군데가 조금 덜 아프다 싶으면 금세 다른 부위가 아파져서 종잡을 수가 없다. 병원을 가도 정확한 원인을 알 수 없어서 진단과 치료가 쉽지 않고, 그 치료법도 모호하기 때문에 심각한 경우에는 대인기피증, 불면증, 산후우울증과 같은 마음의 병으로 이어지는 경우도 많다. 실제로 산후풍으로 병원에 온 환자들은 육체적 고통만큼이나 정신적 피로도도 상당히 높다. 얼마 전 온몸이 다 아프다며 내원한 산모는 이런 식으로 고통을 호소했다.

"애는 이쁘죠. 참 이쁜데, 제 몸도 제대로 추스르지 못하니까 애도 제대로 못 보겠고, 속상해요. 몸 구석구석 안 아픈 데가 없고, 팔다리가 저리고 시리고 아파서 아무것도 할 수가 없어요. 애도 안고 있지 못하겠고요. 손목이 아파서 행주 하나도 못 짤 정도예요. 그런데 X-RAY를 찍으면 이상 없다고 하고, 딱히 이렇다 할 치료법도 없다고 하니 막막하기만 해요."

이처럼 산후풍은 딱히 병명도 치료법도 없는 눈에 보이지 않는 통증이라서 가족과 주변 사람에게 꾀병이나 엄살로 오해받기 쉽다. 그래서 몸만 힘든 게 아니라 마음까지 힘든 것이다. 하지만 내 몸이 건강해야 아이도 건강하게 키울 수 있다는 것을 명심하자. 산후조리 기간에는 충분한 휴식을 취하고, 올바른 산후조리를 해야 하며, 적극적으로 치료를 받아야 한다.

산후풍은 한국여성만 앓는 병인가

우리나라에서는 출산 후 산모의 몸조리를 각별히 중시한다. 산후조리원에서 일정 기간 몸조리를 하는 게 일반화되어 있고, 출산 후에는 미역국처럼 산모들이 반드시 챙겨먹어야 하는 음식도 있다. 그리고 해야 할 것과 하지 말라는 것들이 참 많다. 특히 어른들은 찬 기운을 멀리하고 몸을 따뜻하게 해야 한다고 신신

당부한다. 그래서 한여름에도 긴 옷을 입고 양말을 신어야 하며, 일주일 정도는 샤워도 금지하고, 머리도 감으면 큰일 나는 줄 안다. 이처럼 우리나라에만 독특한 산후조리 문화가 있는 이유는 무엇일까? 다른 나라 산모들에게는 이른바 '산후풍'이라는 것이 존재하지 않는 것일까.

서양의 산모들은 출산 후 몇 시간만 지나도 바로 샤워하고, 아기를 안고 퇴원해 딱딱한 호밀빵을 먹기도 한다. 여성이라면 인종을 떠나 출산으로 인해 생기는 몸의 변화가 비슷할 텐데 어떤 이유로 산후의 풍경은 이렇게 다른 것일까. 사정이 이렇다 보니 다른 나라에는 산후조리 문화 자체가 없는 게 아닌가 하는 의구심마저 들 때가 있다.

하지만 우리나라뿐 아니라 아시아를 비롯해 중남미권의 여러 나라에도 산후조리 문화가 있다. 구체적인 방법과 금기사항이 조금씩 다를 뿐이다. 다만 아시아권의 산모 중에서도 한·중·일 동아시아, 그중에서도 한국 산모들이 유독 산후풍에 민감한데, 인종별 신체조건과 체질에서 그 이유를 찾아볼 수 있다.

첫째, 골반의 모양이 다른 점을 꼽을 수 있다. 아시아 여성의 골반은 내부가 좁고 타원형 모양이다. 반면 서양 여성의 골반은 내부가 상대적으로 크고 둥근 모양이다. 그러다 보니 자궁이 커지는 데에 대한 부담이 적고, 산도도 넓어 임신과 출산 과정에서 덜 힘든 편이다.

둘째, '근육량의 차이'를 들 수 있다. 근육량은 출산 후 회복 속도에 큰 영향을 미친다. 우리나라를 포함한 아시아인들의 경우, 서구인들에 비해 상대적으로 근육량이 적기 때문에 출산시에 골반근육에 부담이 많이 가고 회복도 더디다. 그리고 근육량이 적으면 근육이 만들어내는 열도 적어서 외부 온도에 민감해지고, 산후풍을 호소하는 경우가 더 많아진다. 그래서 서구와는 달리 몸을 따뜻하게 하는 산후조리 문화가 생겨난 것으로 보인다.

물론 산후조리 문화가 다른 근거를 인종적 차이에서만 찾아서 일반화할 수는 없다. 인종 차이가 있다 하더라도 개인의 신체적 조건과 그로 인한 차이가 인종 차이보다 훨씬 더 큰 영향을 미칠 수 있기 때문이다. 실제로 서양에서도 산후풍 증상을 호소하는

Tip. 동양 산모 vs 서양 산모

	동양 산모	서양 산모
골반의 모양	내부가 좁은 타원형	내부가 큰 원형
임신, 출산과정	서양 산모에 비해 힘든 편	수월한 편
근육량의 차이	근육량 적음 골반 근육 부담↑ 외부 온도 민감도↑	근육량이 많음 골반 근육 부담↓ 외부 온도 민감도↓
조리방법	삼칠일, 산후조리원 등 조리 문화 발달	분만 후 퇴원, 샤워 등 조리 문화 생소
산후풍	노출 우려↑	노출 우려↓

출산 후 100일, 통증을 잡으면 몸매가 달라진다

사람들이 상당히 있다. 단지 아시아권의 산모에 비해 상대적으로 수가 적을 뿐이다.

서구의 산부인과에서도 산모들의 건강을 위해 우리나라를 비롯한 아시아권의 산후조리 문화가 지닌 효용성을 검증하고 도입하려는 움직임을 보이고 있다. 특히 중국과 미국에는 한국의 산후조리원이 진출해 있기도 할 정도다. 다만 한 가지 확실한 것은 어느 나라 산모든 간에 산후풍을 조금이라도 덜 겪기 위해서는 건강한 상태에서 임신을 하고 건강하게 출산을 해야 한다는 점이다. 그러므로 평소에 꾸준히 운동을 하고 좋은 식습관을 유지해 근육과 관절을 튼튼하게 하고 체력을 키워야 한다.

산후풍 유발 인자, 릴랙신

여자의 몸은 기본적으로 남자보다 유연한데, 그 이유는 출산 때문이다. 여자의 몸은 임신과 출산을 위해서 엄청난 변화를 겪는다. 우선 임신을 하면 자궁의 크기가 임신 전에 비해 커진다. 특히 만삭 때는 1,000배가량 커지고 골반도 벌어진다. 이러한 변화를 견디기 위해서는 몸속 관절들이 유연해야만 한다. 그래서 임신한 여자들의 몸에서는 관절의 인대와 힘줄을 유연하게 만드는 호르몬인 릴랙신이 분비된다.

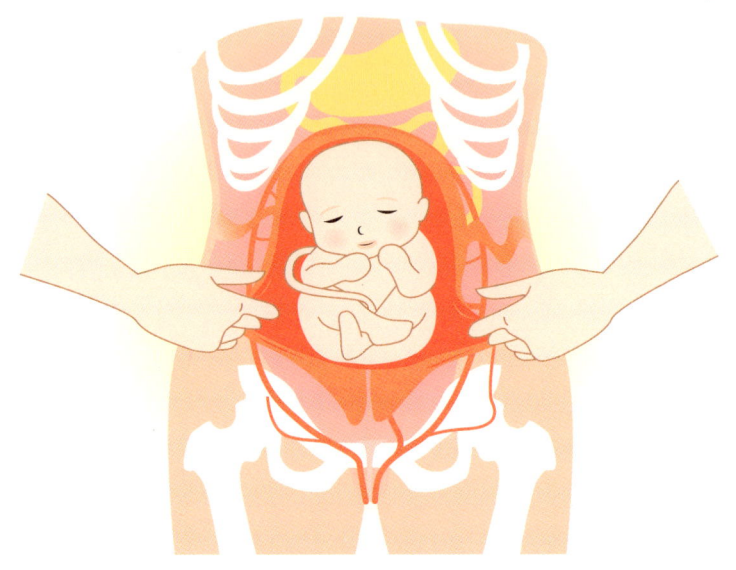

임신중 릴랙신 호르몬 분비

릴랙신 호르몬은 임신 5개월 이후부터 분비되어 출산 후 6개월까지 지속적으로 분비된다. 태반이나 황체에서 분비되는 호르몬으로 원활한 임신과 출산을 위해 골반 인대를 이완시켜준다. 그리고 배 속에 아기가 편하게 있을 수 있도록 배와 골반이 커지고 자궁경부가 열리게 만드는 역할을 한다.

이처럼 골반 관절의 인대들을 비롯한 여러 결합 조직들을 느슨하고 유연하게 하는 이 호르몬은 산모의 인대를 구성하는 콜라겐 섬유를 가늘고 성글게 만들어서 인대가 잘 늘어나게 도와준다. 그로 인해 골반의 관절들과 자궁경부가 부드러워져 분만할 때 태아가 수월하게 나올 수 있는 것이다.

하지만 태아를 위한 릴랙신 호르몬이 엄마에게는 나쁜 영향을 미친다. 모든 관절의 인대가 늘어나기 때문에 골반 관절을 비롯한 척추 관절의 인대도 느슨해진다. 이로 인해 관절이 약해지면서 허리와 골반에 통증이 유발되고 척추나 골반도 쉽게 틀어진다. 이처럼 릴랙신 호르몬은 전반적으로 신체 균형을 깨뜨리는 역기능도 있다. 임신 전 관절 쪽에 이상이 있었다면 특히 통증이 더욱 심해질 수 있다.

우리 몸의 관절은 인대가 촘촘하게 엮여 있으면, 탄력성은 떨어지지만 웬만한 자극에는 쉽게 손상이 생기지 않고 관절을 튼튼하게 지지할 수 있다. 하지만 인대가 성글게 엮여 있으면, 관절을 튼튼하게 지지해주지 못하고 쉽게 늘어나 손상이 생기고 조금만 눌려도 통증을 느끼게 된다.

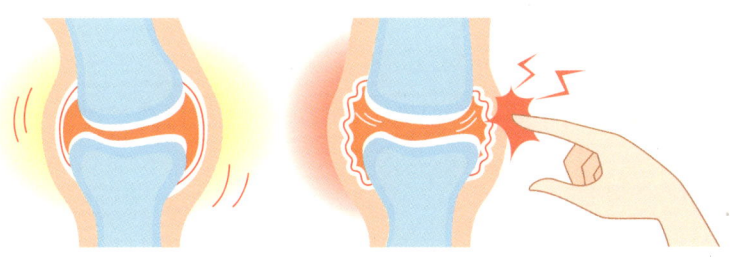

약해진 힘줄

산후풍으로 요통을 겪는 산모들이 많은 이유 역시 릴랙신 호르몬 때문이다. 허리를 지탱하는 인대와 힘줄을 늘어지게 하는 릴랙신 때문에 허리 구조물 자체가 약해져서 척추 질환이 생기기 쉽다.

그러므로 이 호르몬이 분비되는 출산 후 6개월 정도까지는 산후조리에 각별히 신경 써야 한다. 그렇지 않으면 척추와 골반, 근육과 인대가 틀어져 척추 질환으로 발전해 평생 산후풍에 시달리는 불상사를 겪게 된다. 출산 전의 체형과 몸 상태로 완벽하게 돌아가기는 힘들더라도 펑퍼짐한 골반의 '아줌마 몸매'가 되지 않으려면 산후관리를 잘해야 한다. 즉, 체내 릴랙신 호르몬의 농도가 완전히 회복되기 전에 교정 및 제대로 된 산후치료를 받아야 한다는 의미다.

한 번 벌어진 골반은 출산이 끝났다고 해서 바로 회복되는 것이 아니라 원래 형태로 회복되기까지 수개월이 걸린다. 특히 임신 전에 근육량이 적거나 제왕절개를 한 경우에는 근육에 힘이 부족해 골반변형이 더 많이 일어나게 된다. 골반의 틀어짐은 골반통, 요통·손목·발목 등의 관절 통증, 각종 척추 관절 질환, 하체부종 등 산후풍의 원인이 되므로 증상이 악화되기 전에 올바른 산후관리 및 치료를 해주어야 한다.

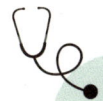

Q 삼칠일의 의미와 삼칠일이 중요한 이유가 무엇인지 궁금해요.

A 삼칠일은 주로 출산 후의 금기기간으로, 아기가 태어나면 삼칠일 동안 대문에 금줄을 쳐서 새 생명이 탄생한 공간과 외부세계를 격리시키는 전통이 있었습니다. 갓 태어난 아기와 산모를 외부세계의 부정(不淨)과 오염된 일상에서 분리하여 보호하려는 의미였지요. 항생제가 없던 시기라 감염 예방이 특히 중요했었죠. 우리나라는 전통적으로 7일을 중요한 기간의 단위로 사용했는데, 7일이 세 번 반복되는 21일까지를 주로 금기의 기간으로 정한 것입니다.

이는 산모의 회복기간과도 비슷합니다. 임신과 분만을 겪으며 산모의 몸에는 큰 변화가 일어납니다. 분만 후에는 태반에서 생성되던 호르몬이 더 이상 나오지 않기 때문에 임신 전의 몸 상태로 돌아갑니다. 그 과정에서 제일 중요한 게 자궁 수축과 오로 배출이지요. 이 두 가지가 제대로 이루어져야 산후 회복이 잘 되었다고 말합니다. 평균적으로 자궁 수축과 오로 배출이 거의 완료되는 시기가 산후 3주경이기 때문에 삼칠일을 중요하게 여기는 것입니다.

모녀 3대가
공유하는 산후풍

얼마 전부터 손녀딸을 봐주고 있는데 통 입맛이 없더니 살이 5킬로그램이나 빠졌어요. 직장에 다니는 딸 대신 손녀를 보는 게 고돼서 그런가 보다 하고 넘겼는데, 언제부터인가 얼굴이 자꾸 화끈거리고, 식은땀도 자주 나더군요. 별일 없는데도 가슴이 두근두근하고 소화도 잘 안 되고 건망증도 심해졌어요. 며칠 전엔 딸내미 준다고 곰국을 끓이다 까맣게 잊고 홀랑 태웠지 뭐예요. 결국 딸에게 한소리 들었답니다.

여자의 일생과 산후풍

"엄마, 나 요즘 어깨가 아파서 잘 못 앉아 있겠어. 무릎도 아프고
… 그래서 잠도 안 와."

어린 아이들이 한창 키가 클 무렵에 생기는 통증을 보통 '성
장통'으로 여긴다. 그래서 무릎이나 팔꿈치가 아프다고 할 때도,
'다른 애들도 다 겪는 성장통이겠거니' '시간이 지나면 괜찮아
지겠지' 하면서 무심코 넘어간다. 목과 어깨 통증을 호소하는 중

출산 후 100일, 통증을 잡으면 몸매가 달라진다

학생 딸을 두고 엄마는 "어린애가 맨날 어디가 아프다고 엄살이야?"라고 핀잔을 준다.

출산 후부터 생긴 만성적인 요통과 무릎 관절염으로 고생하고 있는 엄마는 어린 딸이 호소하는 각종 통증을 '참을성이 없어서, 애가 예민해서, 맨날 스마트폰이나 붙들고 구부정하게 앉아 있으니까 그런 거지' 하며 대수롭지 않게 여기고 만다. 그러다가 딸이 20대 후반에 접어들어서도 같은 소리를 계속하면 "시집 안 가서 아픈 거야. 시집가서 애 낳으면 다 좋아져."라고 말한다.

정말 출산을 하고 나면 아픈 증상이 싹 나을까? 그렇지 않다. 출산 후라고 해서 별반 달라지는 것은 없다. 심지어 더 아플 수

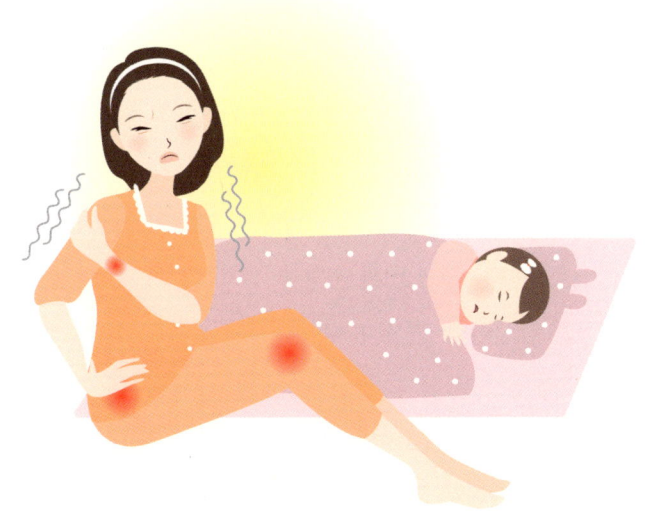

도 있다. 예전에는 어깨가 무겁고 무릎이 한 번씩 시큰거리던 것이 산후조리를 잘못해서 산후풍에 시달리게 되면 손목에서부터 허리, 무릎, 발목까지 온몸이 이유 없이 아파온다. 그러면 어른들은 또 말한다. "애 하나 더 낳으면 괜찮아질 거야."

그런데 둘째를 낳으면 아픈 게 나아질까? 평소 몸이 약해 잔병치레가 잦은 분들 중에는 이런 얘기를 들은 분들이 있을 것이다. 하지만 이 또한 속설에 불과하다. 산후풍 환자가 제때 치료하지 않고 다시 임신과 출산을 반복하면 더 안 좋아질 수 있다. 임신중에는 몸이 견디기 힘들 정도로 고통스럽고 출산 후에는 통증이 더 심해지기 쉽다. 초산 때부터 산후풍 예방과 치료에 힘써야 산모가 건강해지고, 그래야 두 번째 임신과 출산도 수월해진다.

많은 여성들이 만성적인 관절 통증에 시달리고 있다. 성장기나 어린 나이에 어깨와 무릎 등에 통증이 있다고 호소하거나, 출산 후에 여기저기 쑤시고 아프거나, 갱년기에 각종 통증을 겪는 일 모두 관절을 잡아주는 인대와 힘줄이 약해지면서 관절이 손상되었거나 틀어진 데서 비롯된다.

여성들은 임신이나 출산과 무관한 나이나 환경에 처해 있다고 해도, 체질적으로 남자에 비해 관절 주변의 인대·힘줄이 약해 유연한 반면 아프기도 쉽다. 갱년기 여성도 마찬가지다. 여성호르몬의 변화 때문에 얼굴이 화끈거리거나 가슴이 두근거리고,

몸이 춥다가 덥다가 할 수도 있다. 그리고 관절 주변의 조직들이 약해져 무겁고 시큰거리는 통증에 시달리기도 한다.

여성들의 경우, 나이와 무관하게 관절 통증이 지속된다면 '남들도 다 그런 거니까 그냥 참아야지' 하고 대수롭지 않게 넘어갈 게 아니라 적극적으로 치료를 받아야 한다.

특히 출산 직후 늘어난 뼈와 인대를 제대로 회복시키지 않으면 평생 만성적인 관절 통증에 시달릴 수 있다. 첫째 낳고 제대로 산후조리를 못해 관절통과 여기저기 시리고 저린 증상들에 시달리고 나면, 70대 할머니가 될 때까지 찬 기운만 돌면 온몸이 쑤시고 아플 수 있다. 또 심하면 일상적인 활동 자체가 힘들어진다. 그러므로 출산 후 6주 동안의 산후조리는 임신 전의 몸 상태로 회복하기 위한 것일 뿐 아니라, 여자로서 평생 건강을 지키는 방법이라 할 수 있다.

어른의 몸으로 성장하기 위한 통과의례, 성장통

성장기 어린이의 관절에 생기는 통증을 보통 '성장통'이라고 부른다. 그 증상은 주로 무릎에 나타나지만 가끔 팔꿈치나 손목이 아프거나, 허리가 아픈 경우도 종종 있다.

아이가 별다른 이유 없이 이러한 부위의 통증을 호소하면 부

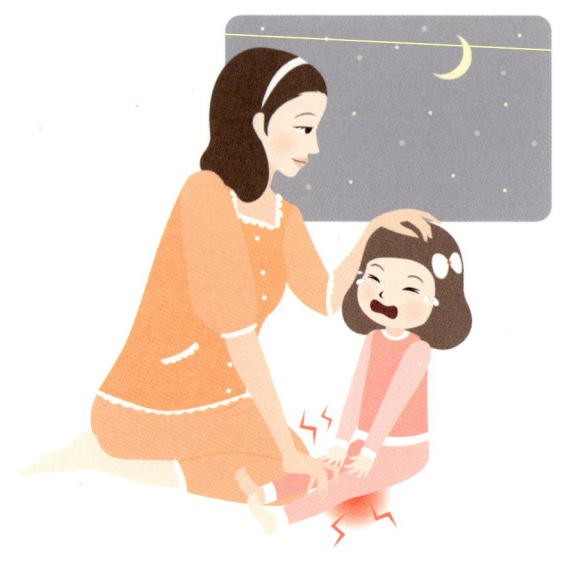

모님들은 "갑자기 키가 많이 크려고 아픈 거야. 다른 애들도 다 그러니까 괜찮아질 거야." 하면서 대수롭지 않게 여기고 방치한다. 하지만 친구들과 어울려 뛰어놀 나이에 아파서 제대로 걷지도 못하면 심리적으로 위축된다. 또 한창 키가 클 나이에 통증으로 밤잠을 설치다 보면 수면중에 분비되어야 할 성장호르몬이 충분히 분비되지 못해, 성장이 저해될 수도 있으니 부모님들의 관심과 주의가 필요하다.

성장통은 기본적으로 뼈의 성장을 근육·인대·힘줄이 쫓아가지 못해서 생기는 질환이다. 뼈는 쑥쑥 자라나는데 이 뼈를 잡아주고 있는 근육·인대·힘줄이 그 성장 속도에 맞춰 자라나지 못하다 보니, 늘어나고 잡아당겨지면서 아픈 것이다. 따라서 길이 성장이 특히 두드러지는 다리의 무릎이나, 팔의 팔꿈치 부분에서 통증이 나타나는 경우가 많다.

성장통의 남녀 발생 비율은 비슷한데, 만 8~13세 사이에 발생하는 경우가 많다. 하지만 모든 아이들이 이런 성장통을 겪는 것은 아니고, 키가 갑자기 많이 큰 아이들에게만 생기는 것도 아니다. 물론 키가 갑자기 크는 경우에 발생 확률이 높긴 하지만, 평소 다른 아이들에 비해 인대나 힘줄이 약한 아이들에게서도 관절 부위 통증이 나타나기 쉽다.

인대나 힘줄이 약한 아이들은 아픈 무릎의 힘줄을 조금만 힘줘서 눌러도, "으악!" 하면서 통증을 호소한다. 무릎뿐 아니라 팔꿈치도 아파하는데, 길이 성장이 상대적으로 덜한 손목이나 발목, 골반의 인대도 힘줘서 누르면 아프다고 하거나 예민하게 반응하는 경우가 많다.

이런 아이들은 당장 아프다고 이야기하는 부위뿐 아니라 다른 부위에도 만성적인 통증이 있을 수 있으므로, 무릎이나 발목 통증을 호소하거나 허리가 아파서 오래 앉아 있기 힘들다고 하면 전문적인 진찰과 치료를 받는 것이 좋다.

아이들은 어른에 비해 통증에 민감하게 반응하는 반면, 구체적으로 표현하지 못한다. 어른들은 목과 어깨가 무겁거나 오래 앉아 있을 때 허리가 뻐근하면 치료를 받아야겠다는 생각을 한다. 하지만 아이들은 그런 불쾌감을 느껴도 당장 목이 안 돌아간다거나 허리가 제대로 펴지지 않는 정도가 아니라면 딱히 아프다는 표현을 하지 않아서 부모들이 치료시기를 놓치는 경우가 많다. 이런 아이들의 경우 적절한 치료를 통해 당장 아픈 관절과 함께, 전반적으로 약해져 있는 관절 주변 조직을 튼튼하게 해주는 치료가 필요하다.

만일 내 아이가 성장통을 앓고 있다면 어떻게 해야 할까? 대개는 특별한 치료를 하지 않아도 자연스럽게 좋아지는 경우가 많지만, 통증이 심할 경우에는 해당 부위의 찜질이나 마사지 등을 통해서도 증상을 완화시킬 수 있다. 하지만 걸어 다니는 데 문제가 있거나 잠을 설칠 정도로 통증을 느끼거나, 통증이 더 심해지고 만성화되고 있다면 병원에서 전문적인 진료를 받아야 한다.

특히 무릎의 경우, 슬개골(무릎덮개뼈)을 잡아주는 힘줄에 증

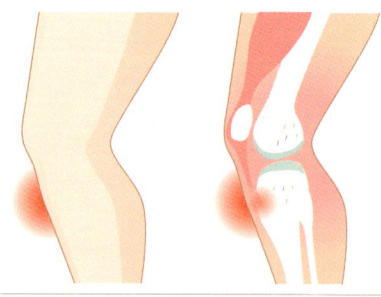

오스굿씨병

출산 후 100일, 통증을 잡으면 몸매가 달라진다

상이 많이 나타난다. 경우에 따라 슬개골을 잡아주는 힘줄의 손상이 누적되어 염증과 석회가 생기거나, 그 부분에 석회가 끼거나 뼈조각이 떨어져나가는 '오스굿씨병(Osgood-Schlatter disease)'으로 진단받기도 한다.

이렇게 불편할 때는 운동도 삼가야 한다. 가벼운 경우에는 냉온찜질을 해주고, 침치료나 물리치료를 받거나 소염제 등의 치료를 통해 회복될 수 있다. 그래도 통증이 지속되는 경우에는 힘줄을 회복시키는 약침이나 한약 치료를 받는 것이 좋다. 계속 방치하다가 뼈가 자라나거나 떨어져나오는 경우에는 튀어나온 뼈부위나 조각을 없애주는 수술 치료를 해야 할 수도 있다.

신체 노화에 따른 갱년기 통증

"요즘 내 얼굴이 왜 이렇게 갑자기 뜨거워지고 식은땀이 나는 거지? 혹시 갱년기인가?"

여성의 경우 신체의 노화가 시작되는 45세부터 55세 사이에 난소의 기능이 떨어지면서 월경불순, 무배란 등의 증상이 나타나다가 결국 폐경에 이르게 된다. 폐경 자체는 자연스러운 현상이지만 문제는 폐경이 여성의 몸에 미치는 영향이다. 여성호르몬인 에스트로겐을 분비하는 역할을 하는 난소가 제 기능을 상실하면서 체내의 에스트로겐이 부족해지면, 여성의 몸에는 다양한 증상들이 나타난다. 이를 두고 보통 '갱년기 장애'라고 부른다.

갱년기 증상은 폐경 기간에 따라 다르게 나타난다. 폐경 초기에 가장 흔한 증상은 불면증과 시도 때도 없이 얼굴이 붉어지는 안면홍조 증상이다. 특히 안면홍조가 심한 경우에는 남 앞에 나서기 부담스러운 탓에 대인기피증과 우울증 같은 심리적 증상이 동반된다. 폐경 후기로 가면 산후풍과 마찬가지로 몸 여기저기가 쑤시고 팔다리를 비롯한 몸 전체가 무겁고 통증이 심해지는 경우가 많다. 골다공증을 비롯해 관절 통증도 심해져 전신 통증을 호소하기도 한다.

특히 어깨와 등이 무겁고, 무릎·발목·손목이 시큰거리고, 허리도 자주 뻐근해진다. 이는 폐경과 함께 릴랙신을 포함해서 인대 힘줄의 약화 또는 강화에 영향을 미치는 호르몬들의 분비가 달라졌기 때문이다. 이런 변화 때문에 갑작스럽게 관절 부위가 약해지면서 민감해지는 것이다.

산후풍에 시달리는 산모들이 진료받으러 왔을 때 "비가 오면 여기저기 쑤시고 아프죠? 두 어깨는 항상 무겁고 허리도 뻐근하죠?" 등 증상과 관련된 얘기를 나누다 보면 "우리 엄마도 그래요."라고 말하는 경우가 많다. 갱년기 장애에 시달리는 중년 여성의 나이는 주로 산모들의 어머니 나이대인 경우가 많기 때문이다.

　문제는 갱년기 여성이 몸속 호르몬의 변화로 인해 관절이 약해질 대로 약해진 상태에서 딸의 산후조리를 도와주고 손주들의 육아까지 맡는다는 점이다. 이렇게 되면 관절에 무리가 와서 온몸에 통증을 느끼게 되고, 심각한 경우에는 우울증까지 겪게 되므로 각별히 주의를 기울여야 한다.

　그렇다면 갱년기 장애는 어떻게 치료할 수 있을까? 갱년기 증상의 일부는 호르몬 대체요법으로 어느 정도 개선할 수 있다. 하지만 이런 호르몬제는 유방암과 같은 여성암이나 심장병, 뇌졸

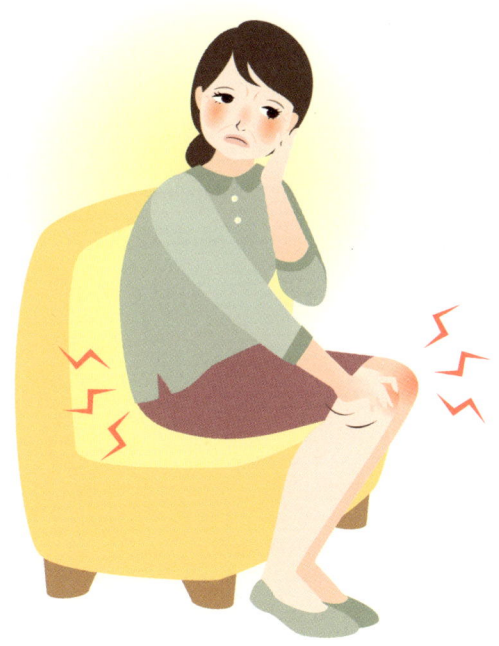

중 심지어 치매 발생 확률을 높이는 부작용들이 있다. 그러므로 증상이 나아진다고 해서 무턱대고 호르몬제를 복용하는 것은 좋지 않다. 얼굴의 화끈거림이나, 추웠다 더웠다를 반복하고 가슴이 두근거리는 것과 같은 내과적인 증상은 여성호르몬제로 어느 정도 개선이 가능하지만, 관절 증상은 쉽게 나아지지 않는다.

한의학에서는 갱년기 장애를 그 원인에 따라 나누어 치료한다. 정신적 스트레스로 인해 간의 기운이 막히고 뭉치는 '간기울결(肝氣鬱結)'로 인한 갱년기 장애의 경우에는 간의 기운을 소통시켜주는 약물과 뭉친 기운을 풀어주는 약물을 통해 억눌린 감정을 안정시키고, 기의 흐름을 원활히 해 몸의 불균형을 바로잡는다.

반면, 노화로 인해 몸이 건조해지고 약해져 '신음(腎陰)'이 부족한 경우에는 신음과 기(氣)와 혈(血)을 보충하는 약물로 세포의 노화를 막고, 호르몬을 조절하며 몸속 장기의 기능을 순조롭게 해준다. 이런 치료들을 통해서 갱년기 증상은 충분히 개선될 수 있다.

갱년기 여성의 관절 통증은 골밀도 감소로 인한 골다공증과도 밀접한 연관이 있다. 골다공증은 51~75세 사이에 가장 많이 발생하며 여성이 남성보다 6배나 더 많다. 뼈와 인대, 힘줄들이 모두 약해지다 보니 골절도 쉽게 생기고, 관절도 시큰거리면서 전신 통증, 운동장애 등을 유발한다. 회복이 더디기 때문에 일상생활에 불편함을 주어 우울증으로 연결되기도 한다.

이렇게 고통스러운 갱년기 통증을 나이 들면 어쩔 수 없이 겪는 것으로 여기고 감수하려고만 해서는 안 된다. 약해진 관절과 골밀도 감소 때문에 나타나는 증상을 완화시킬 방법을 찾아 적극적인 치료에 나서야 한다.

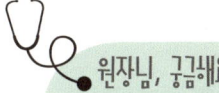

원장님, 궁금해요!

Q 산후풍도 엄마를 닮아 유전되나요?

A 간혹 "산후풍도 유전되는 건가요?"라고 물어오는 환자들이 있습니다. 친정엄마가 산후에 허리와 손목 통증을 심하게 앓았고 지금도 날이 궂으면 쑤신다고 하는데, 자신도 아이를 낳고 나니 허리가 뻐근하고 손목이 시큰하다는 겁니다. 산후풍이 유전된다는 연구는 아직 없습니다. 진료를 통해 경험한 바로는 친정엄마가 고생한 경우 딸도 고생한 경우가 많긴 합니다. 물론 체질과 기초 체력 등 여러 가지 측면에서 엄마의 유전적 요인이 딸에게 영향을 미치는 측면은 있습니다. 하지만 엄마가 산후풍에 시달렸다고 딸도 반드시 산후풍을 경험한다고 단정할 정도로 꼭 유전되는 것은 아닙니다.

지피지기면 백전백승, 산후풍 예방법

산후풍 예방은 인대, 힘줄, 근육을 강화해서 관절이 틀어지거나 관절 주변에 손상 및 자극이 가지 않도록 하는 것이 중요하다. 산후풍 예방은 임신 계획중, 임신중, 출산 후 모든 단계에서 중요하니 미리 알아두고 예방하자.

음식

- **권장 음식** 인대와 힘줄은 콜라겐과 단백질로 이루어져 있으므로 콜라겐, 단백질이 풍부한 음식이나 인대·힘줄 강화작용을 하는 음식.

  예) 사골국·돼지족발·껍데기·닭발·닭날개 등이나, 가시오가피·두충·백하수오 등 근육과 뼈를 튼튼하게 하는 한방차.

- **절제 음식** 인대와 힘줄의 회복과 생성을 방해하는 음식.

  예) 흰설탕, 밀가루처럼 혈당을 급격하게 올리는 음식이나 튀긴 음식처럼 산화를 촉진하는 음식.

운동

몸이 무겁다고 집 안에만 있으면, 근육·힘줄·인대들이 더 약해져서 쉽게 다칠 수 있으니 무리하지 않는 선에서의 적당한 운동은 필수다.

- **권장 운동** 가벼운 걷기 운동, 등척성 운동(움직임이 없는 상태에서 지속적으로 근 긴장을 통한 장력을 발생시키는 운동법)을 응용한 가벼운 근력 운동, 골반 운동, 케겔운동 등.

생활습관

- **손목 통증 예방하기** 한손으로 바닥 짚고 일어나는 것을 피한다. 일어날 때는 손 대신 팔 또는 양손으로 짚거나 스툴 같은 의자를 이용한다. 손으로 짚고 일어나는 것을 피하기 위해서는 아이를 바닥보다는 침대에 눕히는 것이 좋다.
- 허리, 무릎 통증 예방을 위해서 허리를 굽혔다 피거나 쪼그려 앉았다 일어나야 하는 바닥생활보다는 침대 혹은 의자 생활이 좋다.
- 약해진 척추와 골반의 인대, 근육을 보존하기 위해 딱딱한 바닥보다는 푹신한 의자나 방석을 이용하자.

춥지 않은 환경

산후에 차가운 기운을 쐬면 큰일 난다는 얘기를 다들 들어봤을 것이다. 추우면 몸이 경직되고 혈액순환에 방해가 되기 때문에 조직 회복에도 방해를 받을 수 있다. 몸이 움츠러들 정도로 추우면 목·어깨 등의 근육이 긴장하면서 결리게 되고, 인대·힘줄이 민감해지면서 시큰거리게 되므로 너무 추운 환경은 피해야 한다. 그러나 잠깐 서늘한 바람을 쐰다고 해서 크게 문제가 되지는 않으니 너무 두려워할 필요는 없다.

실내 온도는 21도 이상이면 무난하다. 산모가 싸늘하다고 느끼면 23도 이상, 자주 시큰거린다면 25~26도까지 올려준다. 그래도 여의치 않으면 시큰거리는 부위는 온찜질을 해주는 것이 좋다.

몸이 쾌적하고 릴랙스될 정도로 따뜻하게 해주자. 단, 땀을 흘릴 정도로 몸을 뜨끈뜨끈하게 해야 한다거나 한여름에 내복이나 수면양말을 꼭 신으라는 것은 아니다. 에어컨을 틀면 안 된다거나 선풍기 바람을 쐰다고 큰일이 나는 것도 아니다. 그래도 시큰거리거나 시린 부위에 바람을 직접 쐬는 것은 피하는 것이 바람직하다.

수면

잠은 신체적·정신적 피로를 회복시켜줄 뿐 아니라, 손상되고 약해진 우리 몸의 조직들을 회복시켜주는 역할을 한다. 잠을 푹 자지 못하면 단순히 피로 회복만 안 되는 것이 아니라, 약해지고 손상된 인대와 힘줄이 제대로 아물지 못하므로 충분한 수면은 필수다. 아기 때문에 쉽진 않겠지만 밤 12시 전에 잠들어서 최소 6시간 이상, 가급적이면 8시간 정도 수면을 취하는 것이 좋다.

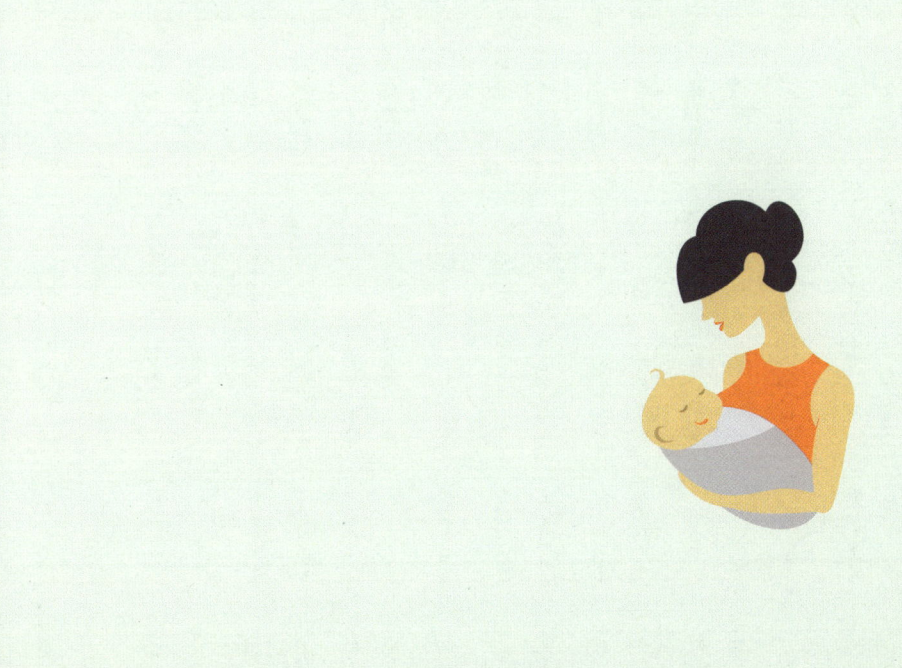

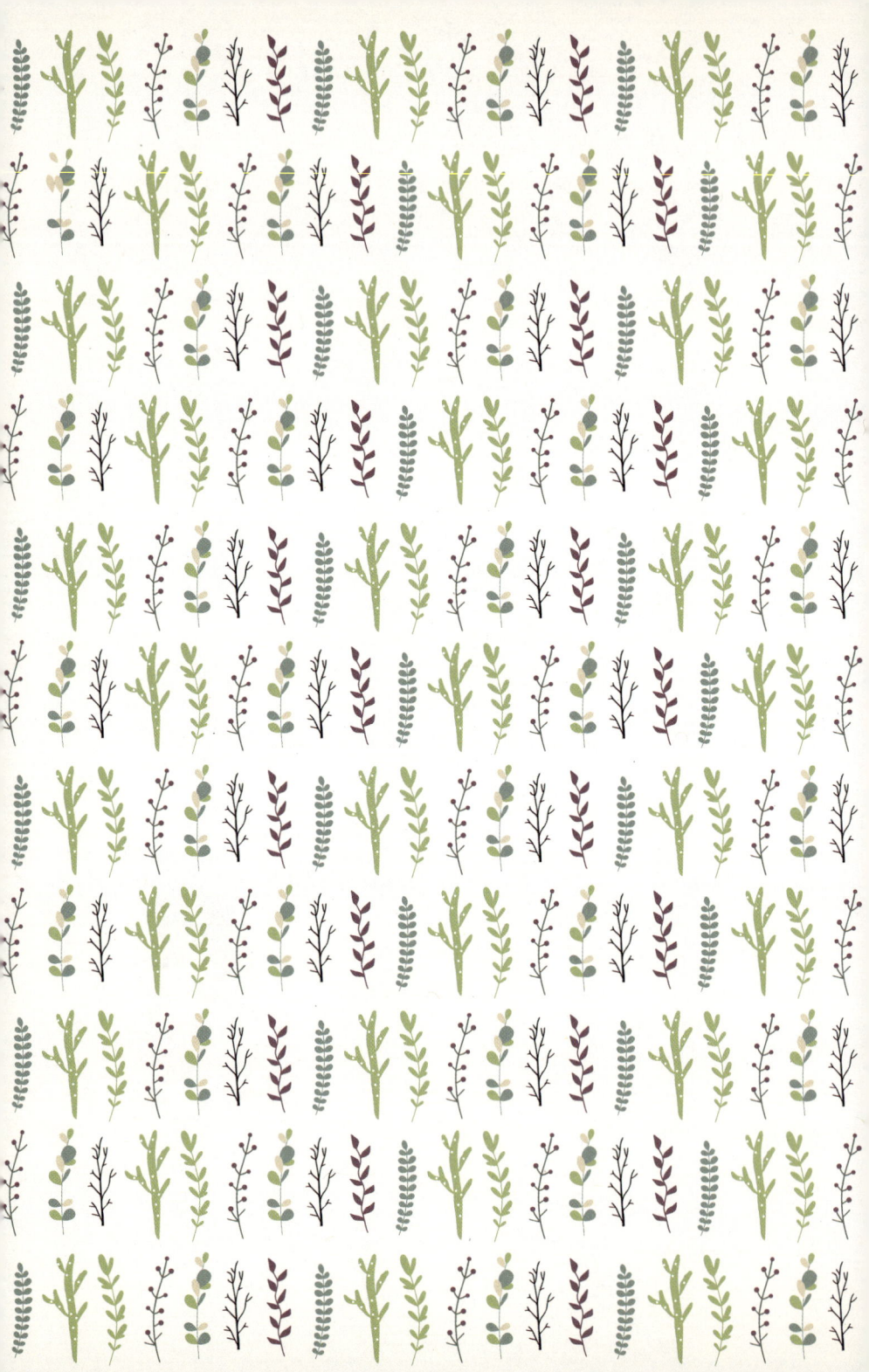

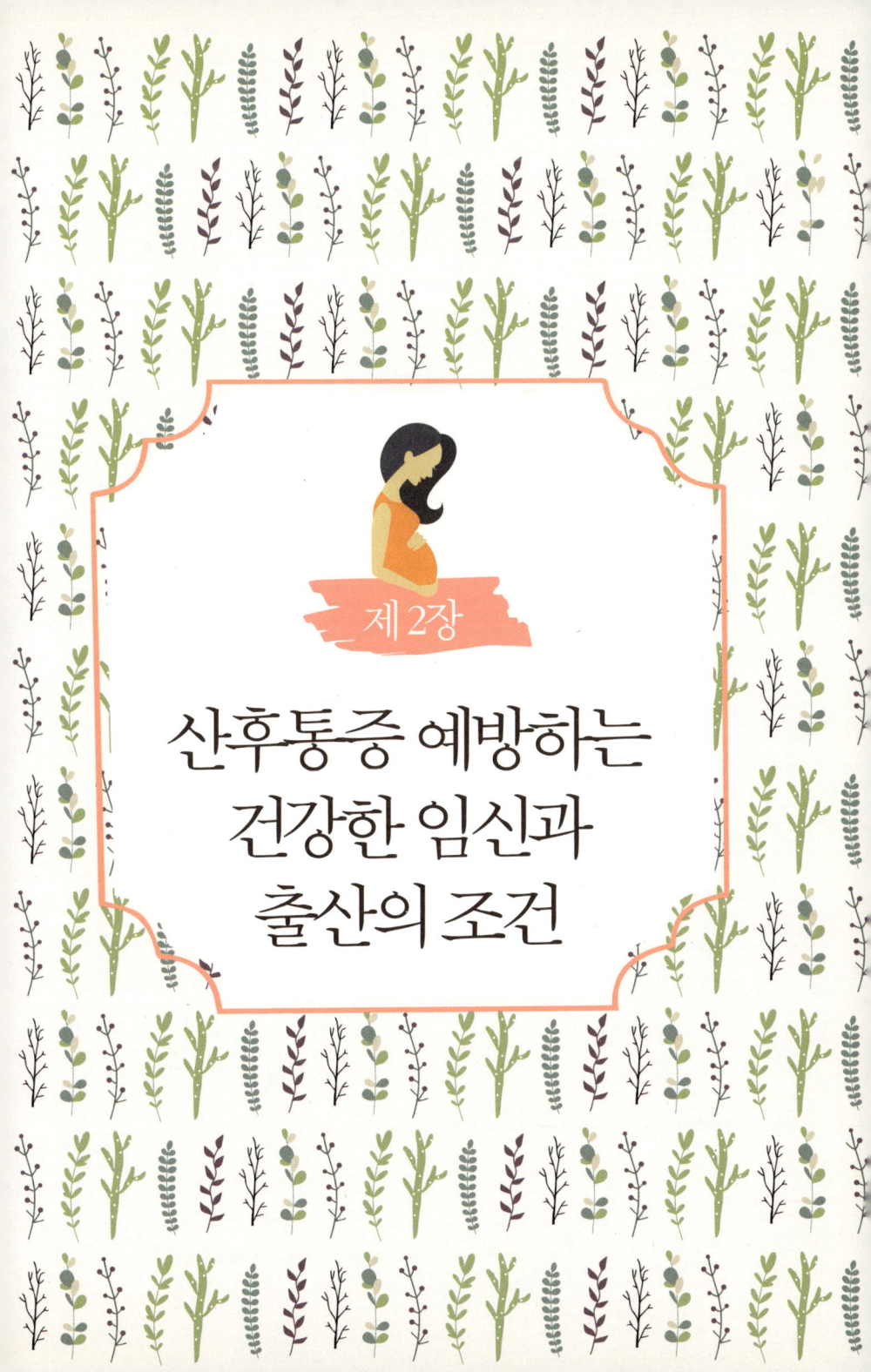

제 2장

산후통증 예방하는
건강한 임신과
출산의 조건

건강한 임신,
행복한 출산이 산후풍을 막는다

> 임신 5개월 정도부터 발을 디딜 때마다 뒤꿈치가 아프더라고요. 그러더니 방에 앉을 때나, 잠자리에서 몸을 뒤척일 때마다 엉덩이 뒤쪽이랑 왼쪽 골반 부근이 뻐근하게 아파오는 거예요. 임신으로 체중이 늘어서 발이며 엉치에 부담을 주는 거라 여기고 집에서 남편에게 마사지를 해달라고 했죠. 그런데 출산 후에도 통증이 줄어들지 않더라고요. 정형외과에서 체외충격파 치료까지 받았지만 통증에는 큰 효과가 없었어요.

산후조리도 중요하지만 산전관리가 먼저다

임신중에는 주변에서 조심하라고들 난리다. "얘, 무거운 거 들지 마. 임신중에 무리하면 큰일 난다." "어딜 그렇게 쏘다니니. 함부로 돌아다니지 마라." 반면 산부인과 의사선생님들은 많이 걸으라고 말한다. 임신중에 활동을 너무 안 하면, 태아가 잘 내려오지 못하고, 골반근육들이 약해지면서 출산시에 태아를 잘 밀어내지 못할 수도 있으니 하는 얘기다.

산모들의 경우, 임신 전부터 몸이 약했거나 몸 관리를 잘 안한 이들이 많은 편이다. 운동 부족이거나, 목·어깨 부위가 자주 무겁고, 조금 오래 앉아 있으면 허리가 뻐근하며, 엉덩이가 잘 배기고, 평소에도 잠을 설치는 증상이 있는 사람들이 여기에 속한다. 이런 사람들은 임신·출산 후에도 산후풍으로 고생하는 경우가 많다.

산후관리가 중요하다지만 사실 산전관리도 그에 못지않게 중요하다. 그럼에도 많은 이들이 이를 소홀히 하는 경향이 있다. 임신을 준비한다고 하면, 혼자만 하는 임신도 아닌데 유난 떤다고 하는 사람들이 있다. 하지만 필요하다면 유난을 떨어야 한다.

엄마가 건강하고 행복해야 태어나는 아기도 건강하다. 엄마가 아프고 힘들면 아기를 제대로 돌보기 어렵다. 만병의 근원은 마음에서 비롯된다고, 마음을 평온하게 하는 게 제일 중요하다. 그러나 몸이 편하지 않으면 마음도 편해지기 어렵다. 몸에 좋지 않은 음식도 가급적 삼가고 영양소가 풍부한 자연주의 식단으로 바꾸도록 하자. 먹는 것이 내 몸을 만들고, 나를 만들며, 내 아이를 만든다는 것을 잊지 말아야 한다.

임신 전에 영양관리를 제대로 하고 적절한 운동도 하고 필요하면 한방 치료도 받는 것이 좋다. 산전관리를 통해 관절을 튼튼하게 하고, 골반근육의 힘을 키워놓으면 출산이 더 쉽고 출산 후 회복력도 훨씬 좋기 때문이다. 반면 산전에 체력관리를 하나도 하지 않고 방치한 산모들의 경우, 출산할 때 고생을 많이 할 뿐만 아니라 출산 후에도 골반이나 몸 전반적으로 무리가 많이 가면서 여기저기 아픈 산후풍 증상으로 고생할 가능성이 크다.

특히 자궁은 아기가 자라는 방으로, 골반 속에 자리 잡고 있다. 엉덩이가 커야 아기를 잘 낳는다는 옛말도 있지만, 자궁 못지않게 자궁을 감싸는 골반도 건강해야 건강한 출산이 가능하다. 골반이 커야 아기를 잘 낳는다고 하지만, 골반의 크기보다 중요한 건 골반의 유연성과 탄력, 그리고 근력이다. 잘 벌어지고 잘 밀어내고 잘 회복돼야 한다. 이를 위해 평소 자신의 골반이 어떤 상태인지 확인해두자. 골반이 틀어지거나 약하면 자궁과 난소 기능이 떨어져 생리통이 심할 수 있고 임신중에 아프기도 쉽다. 당연히 출산 후 골반이 더 틀어지거나 처져서 아프고 척추 질환이 나타날 확률도 높다.

만일 임신 전에 준비를 못 했다면, 임신중에라도 몸관리를 열심히 해야 한다. 임신 초반에는 최대한 안정을 취하며 조심해야 하지만, 12주가 넘어가고 안정기에 접어들면 운동을 조금씩 하는 것이 좋다. 충분히 걸어주는 것도 좋고, 자간전증이나 태반박리 같은 이상이 없다면 가벼운 조깅이나 스쿼트 같은 동작을 하는 것도 도움이 될 수 있다. 단, 자신의 몸 상태를 봐가며 절대 무리하지 않도록 하자.

임신 전에 치아치료를 미리 하듯이, 몸도 잘 만들어놓으면 임신

기간 동안이나 출산 직후에 고생할 확률이 확실히 줄어든다. 안좋은 곳이 있다면 미리 치료를 받고, 근육과 관절을 강화하는 운동으로 몸을 다져놓으면 더 건강하게 임신과 출산을 할 수 있다.

기억하자! 엄마가 건강해야 아기가 건강하고 행복하다.

자연분만 VS 제왕절개, 산후통증과의 상관관계

"선생님, 저는 제왕절개해서 아이를 낳았는데 왜 자연분만한 산모들처럼 산후풍이 온 거죠? 그리고 어째서 골반이 벌어졌다고 하는 건가요? 자연분만을 해야 골반이 벌어지고 틀어지는 거 아닌가요?"

제왕절개로 첫째 아이를 출산한 산모가 허리와 골반통증을 호소하며 내원했다. 자연분만이 아니기 때문에 산후관리도 소홀히했고 출산 후 3개월 만에 바로 복직한 상황이었다. 그 산모는 임신과 출산, 특히 제왕절개에 대한 사전 지식이 부족해 산후관리를 너무 소홀히 한 탓에 일상생활이 힘들 정도로 통증에 시달리고 있었다. 출산 전에도 허리통증에 시달렸다고 하니 이미 골반이 변형된 상태였을 것이다. 그런데 임신과 출산을 겪으면서 더심하게 틀어진 것이다. 하지만 산모는 제왕절개를 하면 골반이 벌어지지 않는다는 잘못된 생각을 갖고 있었다.

골반은 자연분만 때만 벌어지는 것이 아니다. 임신중에 태아가 커지면 자연스럽게 자궁도 커진다. 자궁과 함께 배가 불러오면 골반도 벌어질 수밖에 없다. 즉, 분만 때만 벌어지는 것이 아니라 임신 과정에서부터 벌어져 출산시에 약간 더 벌어지는 것이 일반적이다.

이때 골반의 이완을 도와주는 호르몬이 앞서 여러 번 언급한 릴랙신이다. 릴랙신은 '릴랙스(relax)'에서 나온 말이지만, 이 경우에는 우리가 흔히 생각하는 '편하게 하다'의 뜻이 아니라, '느슨하게 하다'라는 뜻이다. 릴랙신은 골반을 느슨하게 만들기 위해서 골반을 잡아주고 있는 인대와 힘줄을 약화시킨다. 즉, 헐겁고 약하게 만든다는 의미다. 결국 이렇게 골반의 인대가 약해지면 엉덩이가 배기고 골반이 틀어지기도 쉬워진다.

간혹 자연분만을 하면 골반이 더 넓어지고 틀어져서 회복 기간도 더 길다고 생각해 제왕절개를 선택하는 산모가 있는데, 이는 크나큰 오해다. 위에서 설명했듯이 제왕절개를 해도 골반은 벌어진다. 또한 수술로 생기는 절개 부위가 넓기 때문에 오히려 자연분만하는 경우보다 회복을 위해 안정을 취해야 하는 기간도 길어지고 상처도 남는다.

따라서 제왕절개를 한 산모들도 산후통증치료와 골반교정에 똑같이 신경 써서 산후조리를 해야 한다. 자연분만한 산모만 산후풍에 시달린다는 오해 때문에 제왕절개를 하고 산후관리를 소

출산 후 100일, 통증을 잡으면 몸매가 달라진다

홀히 했다가는 크게 고생할 수 있다. 오해가 불러일으킨 방심으로 인해 임신 전 골반의 형태로 돌아갈 수 없는 것은 물론이거니와 등, 손목, 발목, 손가락, 관절 마디마디, 몸의 구석구석 통증에 시달리는 산후풍을 앓을 수 있다.

최근 수년 동안 국내의 제왕절개 분만율은 35~40퍼센트 수준이다. 우리나라가 높은 편이긴 하지만 우리나라뿐 아니라 전 세계적으로도 제왕절개 비율은 늘고 있는 추세다. 그러나 제왕절개는 자연분만보다 산모의 회복 속도가 느린 만큼 산후조리 기간도 길어진다. 무엇보다 자연분만에 비해 제왕절개시 통증이 적다고 생각하는데 꼭 그렇지만은 않다. 물론 자연분만에 비해서는 진통도 덜 겪고 마취 때문에 분만하는 순간에는 고통을 느끼지 못하지만, 마취에서 깨어난 뒤부터는 통증이 심할 수 있다.

자연분만이든 제왕절개든 출산 후 며칠 동안은 훗배앓이나 한의학에서 아침통(兒枕痛)이라 불리는 산후복통을 경험하게 된다. 이는 커졌던 자궁이 원래 크기로 돌아가고, 이 과정에서 자궁 내 불순물이 나오며 발생하는 통증이다. 가벼운 경우에는 핫팩으로 온찜질을 하면 되는 정도지만 심한 경우에는 어혈을 제거하고 기혈(氣血) 소통을 개선시키는 치료나 진통제 복용이 필요할 수도 있다.

자연분만의 경우에는 훗배앓이만 있지만 제왕절개 후에는 훗배앓이뿐만 아니라 수술 부위가 아물어야 하는 문제도 있기 때문에 회복이 더딜 수밖에 없다. 또 제왕절개 부위의 감염도 주의해야 한다. 상처 부위에 통증이 증가하고 38도 이상의 발열이 지속되거나 절개 부위가 빨개지면서 부어오르고 농이 흐르면 바로 의료진의 도움을 받아야 한다.

이처럼 제왕절개를 한 경우에는 주의해야 할 사항도 많고 산후조리가 더욱 중요한데 이를 간과하는 경우가 많다. 특히 자연분만보다 산후통증이나 골반 틀어짐 등 산후풍의 위험이 적다는 생각에 방심한다. 그래서 자세도 신경 안 쓰고, 에어컨과 선풍기 바람을 아무렇지 않게 쐬기도 한다. 하지만 제왕절개를 한 산모도 자연분만을 한 산모처럼 호르몬의 영향을 받았고 그로 인한 몸 전체의 변화를 겪은 것은 마찬가지다. 즉, 산후풍에 시달릴 위험에는 똑같이 노출되어 있다는 것이다.

임신에서 출산, 골반의 변화를 주목하라

출산 후 체중이 임신 전의 수준으로 회복되었는데도, 처녀 시절에 입던 바지가 제대로 안 들어간다든가 원피스 핏이 너무 달라졌다면서 고민하는 분들이 많다. 실제로 요즘은 산후에 여기저기 쑤시고 아픈 산후풍 치료를 위해 내원하는 산모들만큼이나, 출산 후 벌어지고 틀어진 골반을 바로잡기 위해 미용 목적으로

출산 후 100일, 통증을 잡으면 몸매가 달라진다

병원을 찾는 산모들도 많다.

임신중에 생기는 골반의 변화는 세 가지 양상을 띤다.

첫 번째 변화 양상은 골반 벌어짐으로 인한 장골의 움직임이다. 장골은 골반 양 옆에 있는 엉덩뼈로, 자궁이 커지면 천장관절(엉치엉덩관절)이 헐렁해지면서 장골도 벌어진다. 이때 장골이 과도하게 벌어지면, 골반의 모양이 뒤에서 봤을 때 호리병 같은 모양이 아니라 네모난 형태가 된다.

이때는 골반이 벌어지기만 하는 것이 아니라 헐렁해지기 때문에 틀어지기도 매우 쉬운 상태다. 그래서 이럴 때 한쪽으로 몸을 비틀어 누워서 자거나, 짝다리를 많이 짚거나, 다리를 자주 꼬게 되면 평상시에 비해서 골반 비틀림이 발생하기 훨씬 쉽다.

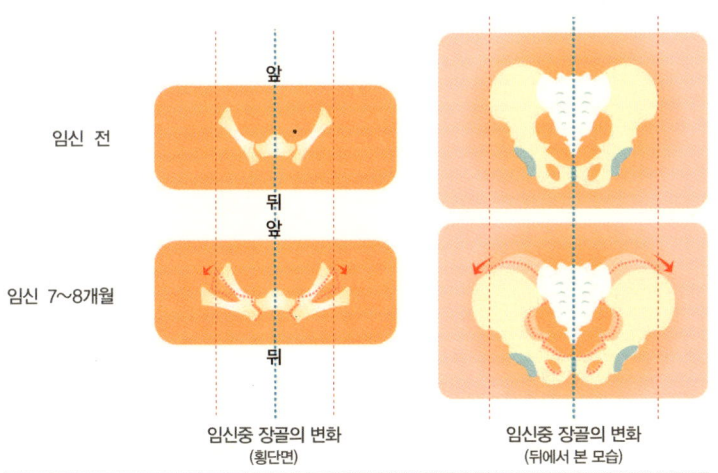

임신중 장골의 변화
(횡단면)

임신중 장골의 변화
(뒤에서 본 모습)

임신중 골반의 변화 양상

두 번째는 골반이 앞으로 빠지는 것이다. 임신중 태아의 무게가 점점 늘어날수록 산모의 골반과 배는 정상인에 비해서 앞으로 쭉 빠지게 된다. 의학적으로 '요추과전만'이라고 하는 상태로, 골반이 앞으로 기울고 허리뼈도 앞으로 휘어 배가 나온다. 보통 '사장님 체형'이라 이야기하는 체형으로 변하게 되는 것이다. 이 과정에서 허리·골반·복근이 약해지거나 밸런스가 깨지면서 허리나 골반통증이 나타나기 쉬운데, 출산 후에 적절하게 운동을 해주지 않으면 원래 상태로 쉽게 돌아가지 않는다.

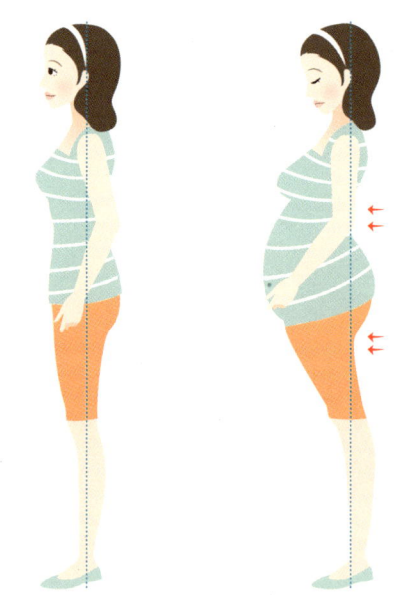

임신중 골반의 변화 양상
배가 나오면서 허리와 골반이 앞으로 빠지고 요추과전만의 사장님 체형이 된다.

출산 후 100일, 통증을 잡으면 몸매가 달라진다

세 번째는 고관절(엉덩관절)의 변형이다. 고관절은 골반과 다리를 연결해주는 관절로 우리가 히프(Hip)라고 하는 것이 고관절인데, 이는 우리 몸에서 어깨관절과 함께 가장 자유롭게 움직이는 관절이기도 하다. 골반에 이상이 생겼다고 하면 보통 골반 뒤에 있는 천장관절만 생각하기 쉬운데, 실제로는 고관절에 이상이 나타나는 경우도 상당히 많다.

　임신중에는 천장관절이 벌어지고 골반이 앞으로 빠지는 과정에서 허벅지뼈(대퇴골)가 바깥으로 벌어지게 된다. 이로 인해 벨트라인 아래쪽 골반 부분이 더욱 벌어진다. 출산 후 교정치료를 하지 않고 그대로 둘 경우에는, 그 벌어짐이 지속되어 앞이나 뒤에서 봤을 때 엉덩이 라인이 매끈하지 않고 허벅지 부분이 툭 튀어나온 모양으로 굳어질 수 있다. 이와 함께 허벅지 주변에 지방이 필요 이상으로 축적되어 뒤에서 봤을 때 불쑥 솟아오른 것처럼 보이는 '새들백(saddle bag)' 현상이 발생하기도 한다.

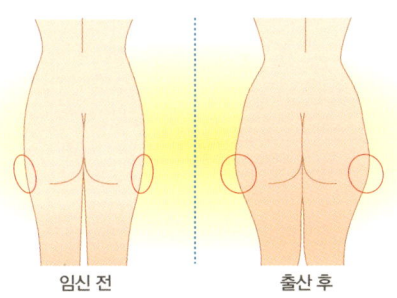

임신 전　　　　　　출산 후

고관절이 변형된 새들백

고관절의 틀어짐이 심한 경우에는 고관절 주변 인대나 힘줄이 상하면서 엉덩이가 배기거나 사타구니 혹은 골반 바깥쪽으로 통증이 나타날 수도 있고, 골반에서 소리가 나거나 뭔가 걸리는 느낌이 들 수도 있다. 그 외에 보행시 골반이 비정상적으로 움직이는 경우도 많다. 치마를 입고 걷다 보면 치마가 한쪽으로 계속 돌아가는 경우가 있다. 이것이 바로 고관절에 비틀림이 생기거나 고관절 주변 인대·힘줄이 손상되어 뻣뻣해지면서, 걸을 때 발로 찰 때처럼 골반이 앞으로 돌아가는 현상이다.

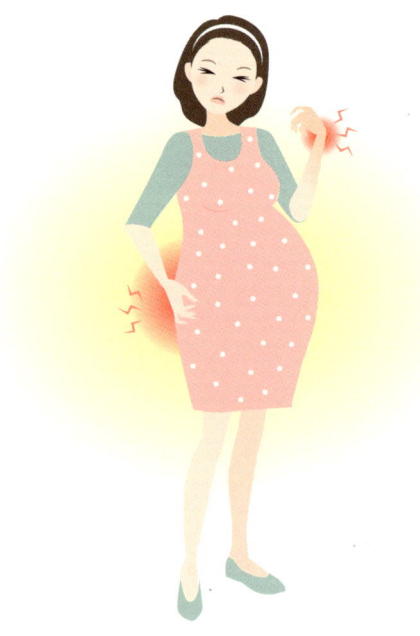

출산 후 100일, 통증을 잡으면 몸매가 달라진다

골반은 임신 후 3개월부터 벌어지기 시작해 출산이 임박해지면 약 10센티미터까지 벌어진다. 임신중에는 인대와 힘줄을 유연하게 하는 릴랙신 호르몬이 분비되기 때문에 골반이 벌어지고 틀어지기 쉬운 상태가 된다. 특히 급격하게 배가 불러오는 임신 6개월부터 8개월 사이에는 약해진 골반과 허리 주변 근육이 긴장해서 허리와 골반 통증이 흔히 나타난다. 이 시기 산모들 중에는 엉덩이가 아파서 앉아 있기 힘들다고 하는 이들도 있다.

이런 산모들은 임신중 커진 골반을 출산 후에 빨리 점검하고 교정치료를 해야 산후 골반통을 줄일 수 있으며, 비틀어진 골반 때문에 생기는 또 다른 척추 골반 질환들도 예방할 수 있다.

산후조리와 모유수유의 은밀한 상관관계

아이가 젖을 물었을 때 엄마가 느끼는 기분은 감동 그 이상일 것이다. 모유수유가 아이에게 좋다는 것이 밝혀진 후로, 모유수유를 하는 산모들이 늘어나고 있다. 그런데 모유수유는 구체적으로 무엇이, 왜 좋은 것일까?

모유는 아기에게 더할 나위 없는 영양식인 동시에 각종 면역물질들이 들어 있어 엄마가 갖고 있는 각종 면역물질이 들어 있어 바이러스에 의한 감염의 확률을 줄여준다. 특히 출산 후 1~2

주 동안 나오는 초유에는 면역력을 키워주는 글로불린들이 다량 함유되어 있는데, 이는 아기의 면역력을 높여주고 각종 바이러스나 세균으로부터 아기를 보호해주는 역할을 한다. 또 당단백질 락토페린은 독소를 배출하는 기능을 갖고 있어 모유를 먹인 아이들의 경우 잔병치레가 적고 천식과 아토피에 걸릴 확률도 낮다.

그러나 면역물질만이 모유수유의 장점은 아니다. 무엇보다 중요한 것은 모유수유를 하는 과정에서 아기와 엄마의 유대가 강해진다는 점이다. 아기가 엄마 젖을 먹으려면 젖병을 빠는 것의 몇십 배나 많은 힘이 필요한데, 이 과정에서 생존을 향한 본능이 강화된다. 또 젖을 빠는 행위를 통해 정서적으로 안정되고 두뇌 발달도 촉진된다.

그렇다면 모유수유는 아이에게만 좋은 것일까? 모유수유는 아이에게만 좋은 것이 아니라 여러모로 엄마에게도 좋다. 아기가 젖을 빨면 엄마 몸에서는 옥시토신 호르몬이 다량 분비되고, 옥시토신 덕분에 출산으로 늘어났던 자궁이 수축해 원상태로 더 잘 돌아간다.

산후조리 기간에 가끔 자궁이 조여오는 느낌을 경험한 산모들이 많을 텐데 바로 옥시토신의 활약 때문이다. 덕분에 아이를 낳고 볼록해졌던 아랫배가 쏙 들어가 임신 전 체형으로 빨리 돌아가게 도와준다. 더불어 오로 배출을 촉진하고 출산 후 출혈을 멈

추게 도와줌으로써 빠르게 회복할 수 있도록 해준다. 옥시토신은 산모의 마음을 편안하게 안정시켜주며, 스트레스 호르몬인 코르티솔 수치를 낮춰주기도 한다.

한편 모유수유는 다이어트에도 효과적이다. 몸에 저장해두었던 지방을 활용하여 젖을 만들어내기 때문에 모유수유를 하는 만큼 몸무게가 빨리 줄어든다. 또 워싱턴대학 의과대학 연구팀의 연구 결과에 따르면, 모유수유를 하는 엄마가 그렇지 않은 엄마들에 비해 유방암에 걸릴 위험을 최고 20퍼센트까지 낮출 수 있다고 한다.

단 모유를 수유할 때에는 영양이 풍부한 식생활을 하고, 충분한 수면과 휴식을 취해 스트레스를 줄이는 것이 중요하다. 무작정 고지방으로 식사량을 늘리기보다는 혈액순환에 도움을 주는 음식, 고단백과 무기질, 비타민이 풍부한 음식으로 골라 먹도록 하자. 카페인 성분이나 맵고 짠 음식은 아기에게 자극적일 수 있어 좋지 않다.

그러나 모유가 좋다고들 하지만, 모유수유를 하는 것이 말처럼 쉬운 일은 아니다. 최근 산모들 중에는 젖이 잘 나오지 않는 경우도 많고, 직장생활을 하는 맞벌이 엄마의 경우 시간 맞춰 모유를 먹이기란 거의 불가능하다. 또 동양 여성에게는 서양 여성에겐 잘 없는 유구염이나 젖몸살이 많은 편이라 모유수유에 어려움을 겪기도 한다.

모유수유에 대한 기본적인 상식 없이, 무조건 모유수유를 해야 한다는 식의 생각은 바람직하지 않다. 모유를 먹이려면 엄마가 아이와 거의 24시간 함께 있어야 하는데, 그러다 보면 엄마의 몸관리는 자연스럽게 소홀해지게 된다. 또 젖이 잘 안나와 유축하느라 잠을 설치고 스트레스까지 받으면, 산후조리에 악영향을 미치므로 각별한 주의가 필요하다. 그러므로 엄마의 몸 상태, 여건, 기본적인 수유 상식을 익힌 후 모유수유를 결정하자.

임신중 울리는 산후풍 경보를 주의하라

임신과 출산중 가장 많은 변화를 겪는 부위는 골반인데, 이외에 손목·팔꿈치·무릎 등의 부위에도 다양한 통증이 생긴다. 이때 당연히 겪는 통증이라고 생각하고 방심했다가는 출산 후에 산후풍으로 이어지기 쉽다.

그렇다면 임신 전에 미리 산후풍으로 고생할지 안 할지 여부를 알 수 있는 걸까? 결론부터 말하자면 어느 정도는 알 수 있다. 산후풍으로 고생할 가능성이 큰 사람들에게는 나름 몇 가지의 특징, 즉 산후풍 경보들이 나타난다.

흔히 산후통이라 말하는 것의 주된 통증 원인은 약해진 인대 힘줄 때문인데, 평소에도 이런 부분들이 약하거나 임신중에 이

출산 후 100일, 통증을 잡으면 몸매가 달라진다

조직들이 약해진 사람들은 산후에도 고생할 가능성이 큰 편이다. 그중 가장 대표적인 증상이 엉덩이 배김이다. 임신한 이후 언제부터인가 앉아 있으면 엉덩이가 배기면서 불편해지기 시작한다. 이런 경우 대부분은 임신중에 체중이 늘어서 그런가 보다 하고 참고 넘어가곤 하는데, 이는 체중이 늘어서 생기는 증상이 아니다.

임신을 하면 자궁이 커지면서 골반도 함께 벌어진다. 임신중 골반이나 인대가 유연해지도록 돕기 위해 분비되는 릴랙신 때문에 관절과 인대가 약해지면서, 보통 임신 5~6개월 정도가 되면 이 부분에 불편한 증상이 나타나기 시작한다. 약해진 인대가 앉는 자세 등으로 직접 자극을 받아 천장관절 부위에서 통증을 느끼는 것이다.

걷거나 돌아누울 때 골반 바깥쪽, 때로는 앞쪽 사타구니 부분에서 시큰거리거나 뼈가 어긋나는 듯한 통증이 나타날 수도 있는데, 엉덩이 뒤 아래쪽에서 나타나는 경우가 많다. 같은 골반이지만 이는 천장관절이 아닌 고관절이 약해지면서 나타나는 증상이다. 이 통증은 출산 후에도 지속될 수 있으며 심한 경우 골반 모양이 변형될 가능성이 크니 반드시 전문가의 진찰을 받아야한다.

그다음으로는 손목통증이 많은데, 손목관절이 느슨해지고 약해지는 것뿐만 아니라 자주 사용해서이기도 하다. 임산부는 손으로 바닥을 짚고 일어나는 일이 잦다. 임신 기간 중 배가 나오고 체중이 늘면서 허리나 배에 힘을 주는 게 힘들다 보니 앉았다가 일어날 때 한손으로 바닥을 짚고 체중을 지탱하면서 일어나는 경우가 많다. 이 과정에서 손목에 무리가 많이 간다. 통증이 심할 경우에는 협착성 건초염(드퀘르뱅 병) 등을 의심해볼 수 있으니 진료를 받는 것이 바람직하다.

그 외에 날씨가 안 좋거나 추워질 때 여기저기 시큰거리는 경우도 있다. 인대나 힘줄이 아픈 경우에는 날씨가 추워지거나 비가 올 때 통증이 더 심해지기도 한다. 손목·발목뿐 아니라, 팔꿈치나 무릎에서 통증이나 시린 감을 느낄 수도 있다. 임신 전에 생리통이 잦았거나 생리 전 불안, 초조, 짜증, 유방통, 가슴통증 같은 생리전증후군이 있는 경우도 산후풍으로 고생할 가능성이 크다.

임신중 이런 통증이 지속되면 잠을 설치게 되고, 몸이 무겁거나 불쾌해진다. 설사 잠이 들더라도 숙면을 취하지 못한 채 자주 깨며, 자고 일어나도 개운하지 않고 몸이 쉬이 피로해진다.

임신중 통증을 대수롭게 생각해서는 안 된다. 임신중에는 치료에 제약이 많겠지만 가능한 범위에서 최대한 치료받기를 권장한다. 그리고 출산 후에는 신속하게 척추와 관절 점검을 받아 문제의 원인을 찾아 반드시 산후풍 예방을 해야 한다.

출산 후 100일, 통증을 잡으면 몸매가 달라진다

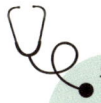

**Q 마흔이 넘은 산모입니다.
노산의 경우 산후풍에 걸릴 위험이 더 큰가요?**

A 노산일 경우 젊은 산모들에 비해 상대적으로 체력이 약하고 기혈도 약합니다. 당연히 출산 후 회복 속도도 느릴 수밖에 없지요.

상대적으로 자연유산될 가능성도 크고, 어렵게 임신이 된 경우가 많아 정신적으로도 젊은 산모들보다 더 많은 스트레스를 받습니다. 이러한 부분도 산후풍에 영향을 미칩니다. 하지만 나이가 들어도 평소에 관리를 잘해 관절이 튼튼하고 운동을 통해 탄력 있는 신체를 유지한 산모들은 관리를 잘 못한 젊은 산모보다 산후에도 더 건강합니다. 그러므로 나이가 많다고 걱정하기보다는 임신 전부터 임신과 출산 후의 몸 관리, 그리고 산후조리에 더욱 신경 써야 합니다. 그렇지 않으면 늦은 출산을 자책하며 산후우울증까지 겪을 수도 있습니다.

한국 산후조리의 현주소

아이 낳고 집에서 시어머님이 산후조리를 해주신 지 열흘이 되어가네요. 몸에 좋다며 미역국에 호박즙에 잉어즙까지 물리도록 주십니다. 어젠 매콤한 떡볶이 생각이 너무 나서 남편한테 사다 달라고 부탁했는데, 결국 어머님한테 혼만 났죠. 그뿐이 아니에요. 샤워는 물론 머리도 못 감게 하셔서 떡진 머리를 하고는 비위에 맞지도 않는 잉어즙을 계속 먹고 있자니 짜증만 나네요.

산후조리 왜 필요한 것인가

임신과 출산을 통해 여자의 몸은 일생일대의 변화를 경험한다. 체내 호르몬의 변화는 물론이거니와 배 속에서 10개월간 아이를 키워내느라 여자의 몸속 기와 혈의 흐름은 흐트러질 수밖에 없다. 게다가 임신 후반기에 접어들면 3킬로그램에 이르는 아이를 품고 다녀야 하기 때문에 자세가 많이 바뀐다. 또 관절이 너무 약해진 상태라 조금만 무리해서 움직이거나 살짝만 삐끗해도 인

출산 후 100일, 통증을 잡으면 몸매가 달라진다

대나 힘줄이 쉽게 손상을 입어 통증이 나타나기 쉽다. 출산 과정에서 관절은 더 약해지고 장시간 진통을 겪고 힘을 쓰다 보니 기운도 떨어진다. 출산으로 상처가 난 배 속도 아물어야 한다. 그래서 산후조리가 중요한 것이다.

산후조리는 이처럼 큰 변화를 겪은 산모의 몸과 마음을 제자리로 돌려놓는 과정이기 때문에 절대 소홀히 해서는 안 된다. 특히 이 시기에는 인대나 힘줄이 빨리 아물도록 해주고 다치지 않도록 관리하는 것이 필요하기 때문에 몸을 따뜻하게 해주고, 영양을 충분히 섭취하며, 무거운 것을 들지 않도록 각별히 조심해야 한다. 이 기간을 '산욕기'라고도 하는데 이 기간에 몸을 잘 추스르고 회복시키지 않으면 평생 동안 산후풍으로 고생하며 각종 여성 질환에 시달릴 수 있다.

우리나라에서는 출산 후의 몸조리를 중시하는 문화 때문인지 산후조리를 편하게 해결할 수 있도록 산후조리원이라는 독특한 시설이 생겨났다. 최근에는 외국에서도 우리나라의 조리원 문화에 관심을 갖기 시작했지만, 서구의 산모들은 여전히 산후조리라는 개념 자체를 중시하지 않아 출산 당일 바로 샤워하고 아이를 안고 퇴원하는 게 일상적이다.

하지만 서양에도 출산 후에 골반통, 관절통, 불면증, 산후우울증에 시달리는 산모들은 있다. 다만 산후에 아프고 힘들어하는 사람의 비율이 우리에 비해 상대적으로 낮을 뿐이다.

사실 산후조리 문화는 우리나라에만 국한된 것은 아니다. 몇 년 전 모 방송국에서 산후풍에 관한 다큐멘터리를 방영했는데, 동아시아 대부분의 국가들에서 산후조리를 굉장히 중요하게 여기는 모습을 볼 수 있었다.

실제로 중남미 다수의 나라에서 산후조리에 의미를 두고 자신들만의 방식으로 산후조리를 하고 있었다. 우리나라와 같은 산후조리원이 없고 산후에 조리하는 방식이 조금씩 다를 뿐이지, 기본적으로 산후에 잘 먹고 잘 쉬어주지 않으면 고생하므로 이 시기에 특별히 몸과 마음에 신경 써야 한다는 취지에 공감하는 것은 동일하다.

현대의학에서는 산후풍이라는 개념이 따로 없다. 다만 출산 후 6~8주까지의 기간 동안은 몸이 출산 전 상태로 자연스럽게 회복될 수 있도록 주의를 기울여야 한다고 강조하고 있다. 늘어난 자궁과 골반이 원상태로 돌아가고, 상처가 아무는 과정 동안 몸을 소홀히 하면 감염이 발생하기 때문이다.

여성의 몸과 마음은 출산 전과 후에 확연히 달라진다. 게다가 출산 후에는 아이를 돌보느라 자신의 몸을 회복시킬 틈이 없다. 그러므로 산후조리는 건강한 산모와 아이를 위해 반드시 거쳐야 하는 출산의 또 다른 과정이다. 다만 우리나라 산후조리 문화가 실제 필요에 비해 조금 과한 면이 있기 때문에, 조금 더 합리적인 방향으로 바뀌어야 할 필요는 있다고 본다.

산후조리, 전통을 따를 것인가 현대적 방법을 따를 것인가

"아이 낳고 찬바람이 들면 안 된다고 엄마가 하도 걱정을 해서 뜨거운 온돌방에 내복까지 입고 산후조리를 했더니 땀띠가 올라와 고생했어요. 저는 원래 시원한 걸 좋아해서 겨울에도 난방을 약하게 하는 편인데, 한여름에 그러고 있자니 정말 못 견디겠더라고요."

여름에 아이를 출산한 산모들에게서 이런 이야기를 많이 듣는다. 8월 삼복더위에 아이를 낳고도, 산모는 무조건 따뜻해야 한다는 친정엄마나 시어머니의 말에 그야말로 더위와 사투를 벌이는 것이다.

우리나라에서는 전통적으로 산후조리를 할 때는 몸을 따뜻하게 하고 땀을 많이 흘려야 한다고 믿어왔다. 이 외에도 여러 가지 수칙과 금기가 있다. 아이 낳고 삼칠일 간은 아무도 들여서는 안 되며, 외출도 하면 안 된다. 목욕이나 샤워도 안 되고, 미역국은 산모에게 최고의 음식이니 많이 먹을수록 좋고, 부기 빼는 데는 호박즙만 한 게 없으니 무조건 먹어야 한다 등등.

그러나 전통적인 방법이라고 해서 다 좋은 것은 아니며 모두 따를 필요도 없다. 요즘에는 사회환경도 예전과는 달라졌고, 산모들마다 각자의 체질도 다르다. 또 산후조리 문화가 워낙 발달해서 대부분의 산모들이 산후조리원에서 지내거나 집에서 산후도우미의 도움을 받는다.

산후에 몸을 따뜻하게 해야 한다고 해서 더위를 많이 타는 사람이 땀띠로 고생하면서까지 한여름에 난방을 할 필요는 없다. 예전에는 방문을 열면 바로 마당으로 연결되는 가옥 구조라 추위가 심해 조심시켰던 것이지만, 요즘 같은 주거환경에선 그렇게까지 할 필요가 없는 것이다.

출산 후 몸을 따뜻하게 한다고 해서 일부러 뜨겁게 난방을 하거나 땀을 내는 것은 오히려 산모를 더위에 지치게 할 수 있어 좋지 않다. 특히 최근 산후조리원에서는 찜질방을 따로 설치한 곳도 있는데 몸이 힘들 정도로 과도한 찜질은 피하는 게 좋다. 특히 더위를 많이 타는 산모라면 말이다.

예전에는 출산 후 목욕을 금기시했지만, 위생 상태가 좋아지고 항생제가 발달한 현대에는 쉽게 감염이 발생하지 않으며 치료도 쉬워졌다. 그러니 가벼운 샤워 정도는 해도 좋다. 부기가 별로 없는 산모의 경우에는 굳이 호박즙을 챙겨 먹을 필요도 없다.

그렇다고 조심해야 할 것들까지 무시하라는 뜻은 아니다. 덥다고 해서 아이 낳은 지 며칠 되지도 않은 산모가 에어컨 바람을 장시간 직접 쐰다거나, 관절이 시큰거리는데도 찬바람을 쐬는 것은 좋지 않다. 절대적인 원칙과 기준에 얽매이기보다는 오히려 합리적인 맞춤식 산후조리가 필요하다. 개개인의 몸에 따라 필요한 것, 조심해야 하는 것들이 다르기 때문이다.

많은 사람들이 산후에는 철분이 부족해지므로 무조건 철분제를 먹어야 하는 것으로 알고 있다. 물론 혈색소 수치가 많이 낮은 경우에는 철분제를 복용하는 것이 좋지만, 정상인 사람은 굳이 복용하지 않아도 된다.

회음절개나 제왕절개를 한 경우에는 당연히 자연분만한 산모에 비해서 위생에 조금 더 신경 쓰는 것은 필요하다. 그렇다고 해서 일절 외출을 삼간 채 집에 갇혀 있을 필요는 없다. 외출하지 말라는 전통 수칙을 지키려고 아기 예방접종도 하지 않고, 산부인과 진찰도 안 받을 수는 없는 노릇이니 말이다. 산후조리에 너무 무신경한 것도 문제지만, 지나치게 겁을 먹거나 예민해져서 과보호하는 것도 좋지는 않다.

출산으로 인한 신체적·정신적 스트레스를 겪고 나서 육아에 대한 스트레스까지 가중돼 감당하기가 힘들다면 산후조리원이나 산후도우미의 도움을 받는 것이 좋다. 큰일을 치른 후 휴식을 취하고, 내 인생에 처음 겪는 탓에 서툴 수밖에 없는 육아에 적응할 수 있는 시간을 갖는다는 점에 있어 긍정적인 효과도 있기 때문이다.

그러니 전통적인 산후조리 방법과 현대적인 방법 중 어느 것이 좋고 나쁘다는 식의 이분법적 사고를 할 필요는 없다. 자신의 취향과 생활 여건에 맞는 쪽을 선택하면 되는 것이다.

산후조리 집에서 할까, 조리원에서 할까

'산후조리원에 가야 하나, 아니면 집에서 산후도우미의 도움을 받으며 조리를 해야 하나? 산후조리원은 어디가 좋지? 요즘은 몸매관리에 두피관리까지 해준다던데….'

출산을 준비하는 산모들이라면 누구나 이런 고민에 빠진다. 안타까운 것은 산후조리가 어떤 의미인지도 모르고, 자신에게 어떤 조리가 필요한지도 생각해보지 않은 채 무턱대고 남들이 좋다고 하는 산후조리원을 찾아가는 경우가 많다는 점이다.

분명 산후조리원이 집보다 편리한 면이 있다. 임신과 출산 과정에서 떨어진 체력도 회복하고 정신적·육체적으로 엄청난 부담이 될 육아에 들어가기 전에 잠깐 휴식을 취할 수도 있다. 육아에 관한 교육을 받고 정보도 축적하면서 하나하나 차근히 준비하는 시간을 갖는 것이다. 일단 청소나 요리 등 각종 집안일에서 벗어나 온전히 쉴 수 있고 아기를 전문가가 봐주기 때문에 모유수유만 하면서 충분한 휴식을 취할 수도 있다.

그리고 젖몸살에 대비해 마사지도 받을 수 있고, 산모에게 적합한 맞춤운동도 할 수 있다. 또 하나 굉장히 중요한 것이 산후조리원에서는 몸과 마음의 상태가 자신과 비슷한 동지들을 만날 수 있다는 점이다. 나와 같은 몸과 마음의 상태를 갖고 있는 산모들과의 대화를 통해 육아에 대한 두려움과 앞으로 벌어질 생

70

활 변화에 대한 불안을 줄이고, 육아 선배들에게 육아법에 대해 귀동냥을 하기도 한다.

하지만 산후조리원에도 몇 가지 불편한 점은 있다. 일단 많은 사람들이 한데 모여 있다는 점이다. 게다가 많은 수의 산모들이 몸에 물이 닿으면 좋지 않다는 생각에 샤워를 잘 안 하고 머리도 잘 안 감기 때문에 집에서 산후조리를 하는 것보다 찝찝하기도 하고, 위생적으로 문제가 되는 경우도 있다. 그리고 아기가 항상 내 눈앞에 있지 않아서 불안한 마음도 든다. 어떤 산모는 아이의 울음소리만 들려도 자신의 아이가 우는 것 같아 안절부절못했다고 한다. 또한 가족이 마음대로 오가지 못해 한동안 이산가족처럼 생활해야 하는 불편도 있다.

반면, 집에서 산후조리를 하면 가족들과 함께하며 편하고 친숙한 공간에서 심신의 안정을 취할 수 있다. 항상 아이를 옆에서 보게 되니 혹시나 조리원에서 내 아이에게 소홀한 것은 아닐까 하는 불안함도 없다. 낯선 사람들과 한공간을 쓰면서 불편함을 느낄 필요도 없고, 다른 산모들을 신경 쓸 필요도 없다. 게다가 요즘은 전문성을 갖춘 산후도우미들이 많기 때문에 가족의 도움을 받을 수 없는 산모들은 산후도우미를 고용하면 된다.

하지만 집에서 산후조리를 하면 아무리 산후도우미를 쓴다고 해도 집안일에 신경을 안 쓸 수 없으며, 아기를 보러오는 친지들이 반가우면서도 부담스러울 수 있다. 또한 육아의 힘든 과정을 서로 격려해줄 심리적 동지들이 없기에 산후우울증에 시달리기도 쉽다.

조리원을 찾을지 아니면 집에서 산후조리를 할 것인지는 이런 장단점들을 잘 고려해서 정해야 한다. 가장 중요한 것은 산모 자신이 처한 상황과 형편에 맞춰서 결정하는 것이다. 최근의 산후조리 트렌드나 주변사람들의 말에 휘둘려 무작정 값비싼 산후조리원만 고집할 일은 아니다.

산후조리원에 갈지, 산후도우미를 집으로 부를지, 아니면 산후조리를 군이 안 해도 될지 나에게 고민 상담을 하는 임산부들이 많다. 개인적인 의견으로는 초산인 경우에는 일주일만이라도 산후조리원을 이용하고, 산후조리원이 정 싫다면 산후조리를 도와준 경험이 있는 가족 내지는 산후도우미의 도움을 받기를 권한다.

초산인 경우에는 몸조리가 얼마나 중요한지에 대한 경험치도 없고 육아도 낯설기 때문에 많은 것이 두려울 수 있다. 집안일만 맡아줄 도우미를 쓰는 경우에는 심리적인 면에서 도움을 받거나 육아의 노하우를 얻기가 어렵다. 그러므로 체력이 회복되면서 몸이 서서히 원상태로 돌아가고 육아도 조금 익숙해질 때까지는 산후조리원은 아니더라도 곁에서 도움을 주고 충분히 쉴 시간을 만들어주는 사람의 도움을 꼭 받으라고 권한다.

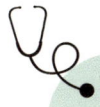

원장님, 궁금해요!

Q 인종에 따라 산후 회복 속도도 다른가요?

A 동양의 산모는 서양의 산모에 비해 아무래도 출산과 회복에 어려움이 있긴 합니다. 서양인에 비해 골반을 포함한 골격이 작기 때문에 출산 후 회복 시간이 오래 걸리며, 근육이 적어 출산시에도 힘들고 외부 온도에도 민감하게 반응해 산후조리에도 더 큰 신경을 써야 합니다. 골반이 넓고 근육량이 많은 서양의 산모는 출산시 아이를 더 쉽게 밀어내고 출산으로 골반이 벌어지더라도 다시 제자리로 돌아오는 시간이 빠르지만, 동양의 산모는 골반도 작고 근육량이 적다 보니 회복 시간이 더딜 수밖에 없습니다. 그래서 산후에 이런저런 증상들을 호소하는 경우가 많으며, 이 때문에 예부터 우리나라에서는 출산 후 임신 전의 몸 상태로 만들기 위해 산후조리를 중요시해왔습니다.

나는 산후풍에 얼마나 노출되어 있을까?

과연 나는 산후풍에 얼마나 노출되어 있을까? 아래 리스트를 읽고 체크
한 후, 점수를 매겨보자. (임신 5~8개월의 임산부)

체크리스트

☐ 의자에 30분 정도 앉아 있으면 엉덩이가 많이 불편하다.

☐ 엄지와 검지 사이를 벌려보면 150도 이상 벌어진다. ----------- 150°

☐ 손목이 자주 시큰거리고, 손을 짚고 일어날 때 통증이 있다.

☐ 발목과 무릎, 팔꿈치 손목 중 한군데 이상이 시큰거리거나 쑤신다.

☐ 날씨가 추워지면 여기저기 쑤시고 온몸이 무겁다.

☐ 어깨가 결리고 무거워서 누가 마사지를 해줬으면 하는 생각이 종종 든다.

☐ 임신중 체중이 15킬로그램 이상 증가했다.

☐ 누워서 잠드는 데 20분 이상 걸린다.

☐ 임신 전부터 생리전증후군(생리통이 잦거나 생리 전에 불안, 초조, 짜증, 유방
   통, 가슴통증 등이 있음)에 종종 시달렸다.

☐ 무사히 아이를 낳고 건강하게 키울 수 있을까, 괜히 임신한 게 아닐까 하
   는 후회가 종종 든다.

자가진단

✓ **2개 이하**
산후풍에 대해 걱정할 필요는 없으며 감염 정도만 조심하면 된다.

✓ **3~4개**
피곤하고 짜증이 나며 불편한 수준. 불편한 부위에 대한 치료는 받아야 한다.

✓ **5~7개**
치료가 꼭 필요한 수준의 산후풍. 산후통증으로 긴 시간 고생할 가능성이 크다.

✓ **8~10개**
심각한 수준의 산후풍이 예상되며, 산후우울증 가능성도 높다.

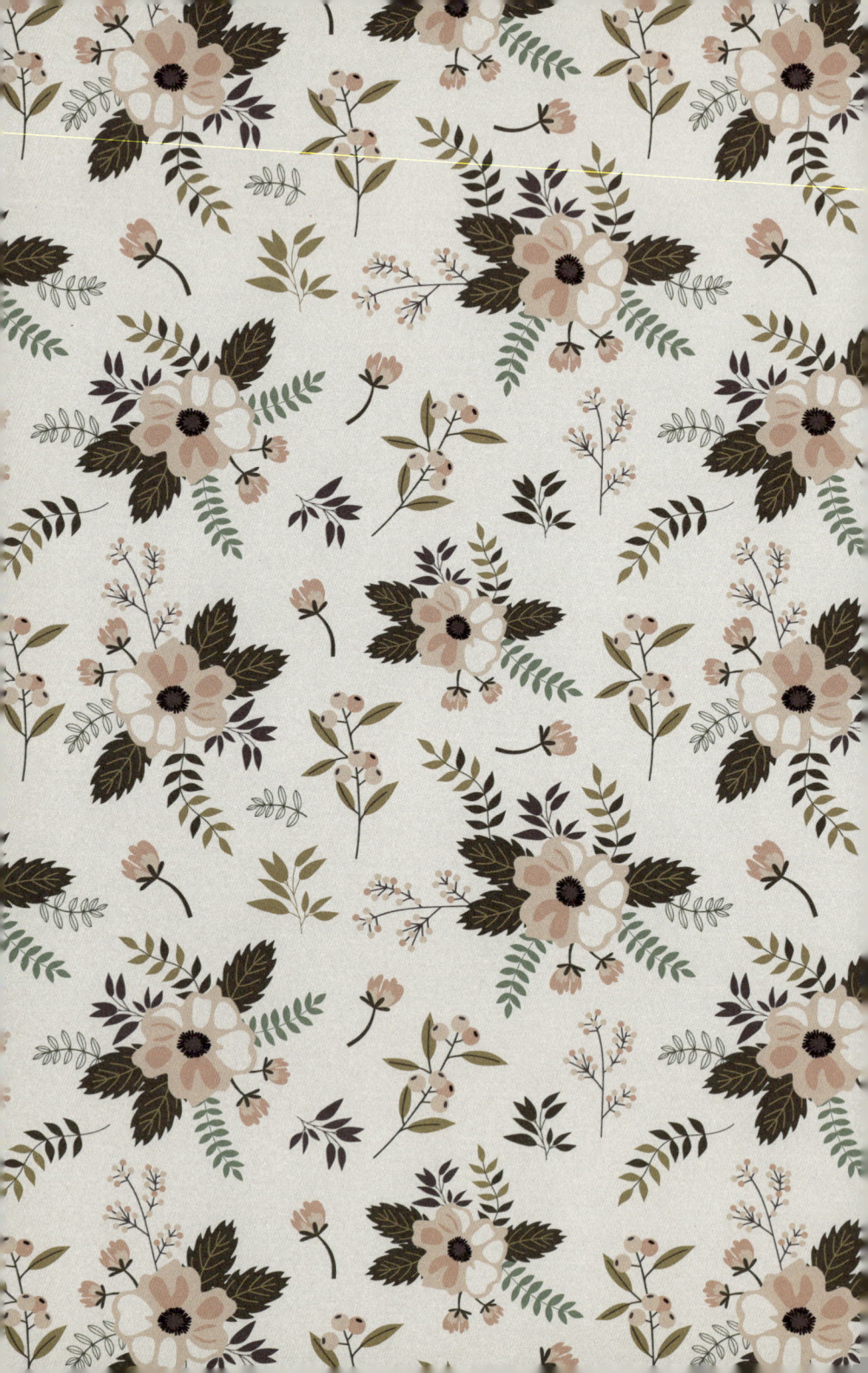

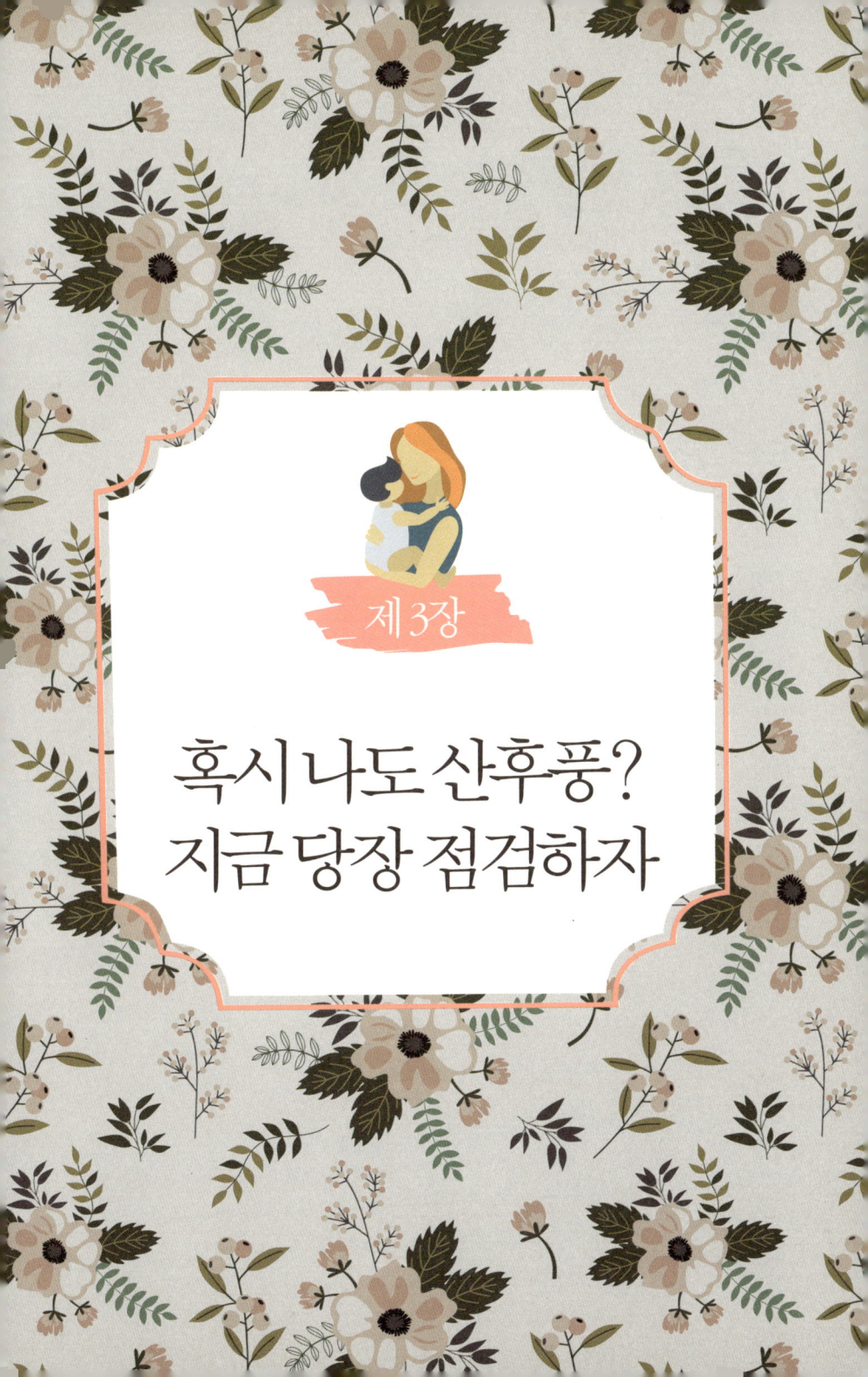

제 3장

혹시 나도 산후풍?
지금 당장 점검하자

가벼운 듯 결코
가볍지 않은 증상들

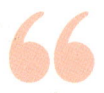

첫 아이를 낳고 6개월 정도 지났어요. 아이 낳고 계속 손목이 시큰거리고 발목도 너무 시려요. 모유수유하느라 아이를 오래 안고 있다 보니 어깨, 허리가 다 아프더라고요. 언제부터인가 바닥에 앉을 때 엉치 부위가 심하게 배기더니. 요새는 자다가 잠깐 돌아누울 때도 어긋나는 것처럼 아파오네요. 허리디스크도 없었는데. 갑자기 왜 이런 걸까요?

엉치가 배겨서 앉을 때마다 아파요

출산 후 산모들은 대개 골반이나 엉치 쪽이 배기고 아프다며 호소하는데, 이는 산후통증의 가장 대표적인 증상이다. 보통 '환도가 선다'라고 표현하는 통증은 대부분 이곳이 아픈 경우다. 이때 배긴다고 느끼는 부분의 정확한 명칭은 '천장관절'이다. 가운

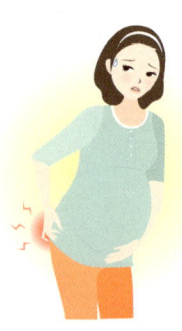

출산 후 100일, 통증을 잡으면 몸매가 달라진다

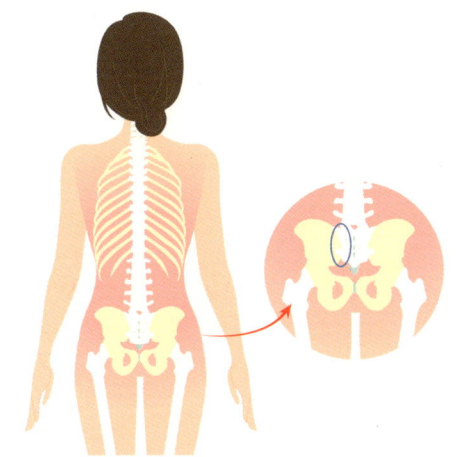

천장관절 위치

데 있는 천골과 양옆의 장골이 연결되는 관절이 천장관절인데, 여기에 통증이 나타난다. 이 부분이 아픈 경우를 천장관절염 또는 천장관절증후군이라고 부르기도 한다

이곳이 아픈 경우 천장관절에 염증이 생겨서 통증이 나타나는 경우도 있고, 천장관절에 자리한 인대들이 약해지면서 아픈 경우도 있다. 그런데 임신과 출산 과정에서 이 부위에 나타나는 통증의 대부분은 염증보다는 천장관절의 인대가 약해지면서 나타나는 증상이라고 보는 게 맞다.

골반 인대가 약해져 불안한 상태이기 때문에, 주변에 있는 근육들은 더 경직되게 된다. 골반근육의 긴장이 심해지다 보면 골반을 지나 다리로 내려가는 신경들이 골반근육들 사이에 끼어

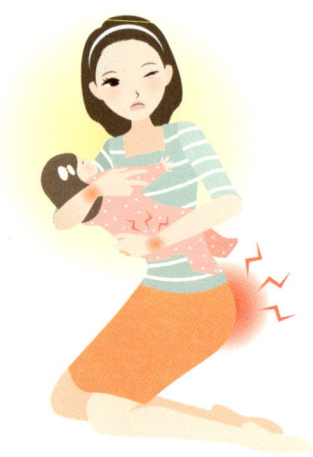

눌리게 되어 다리가 저리고 당기는 증상이 나타날 수도 있다.

보통 한쪽만 아픈 경우에는 골반이 틀어진 것이 주된 문제일 가능성이 크고, 양쪽 모두 통증이 있는 경우라면 인대가 약화돼서 생긴 문제일 가능성이 크다. 하지만 딱 꼬집어 어느 하나의 요인 때문이라고 하기는 어렵다. 골반이 틀어지면서 골반뼈를 잡아주는 인대가 같이 늘어나기도 하고, 가뜩이나 인대가 약해져 있다 보니 골반을 제대로 지탱하지 못해 틀어지는 등 두 가지 문제는 서로 영향을 주고받으며 복합적으로 일어나는 편이다.

그런데 실제로는 엉치가 아픈데도 불구하고 허리가 아프다고 잘못 이야기하는 경우가 많은데, 엉치 통증은 허리통증과는 엄연히 차이가 있다. 허리통증은 허리의 근육과 척추가 움직일 때, 즉 허리를 숙이거나 앉았다가 일어설 때 통증이 발생한다. 이에 반해 엉치 쪽의 통증은 엉치가 눌릴 때, 즉 오래 앉아 있거나 딱딱한 데에 누워 있을 때 주로 통증이 발생한다. 또한 걸어 다닐 때 엉치 쪽이 울리거나 돌아누울 때 골반이 어긋나는 듯한 통증이 나타날 수 있다.

엉치 쪽 관절이 약해져 있다 보니 주변 근육들이 긴장해서 엉덩이 전체적으로 통증이 나타나기도 하고, 가끔은 엉덩이 속으로 지나가는 좌골신경이 눌려 다리 뒤쪽이 종아리까지 저리거나 당기는 좌골신경통이 같이 발생하기도 한다. 이런 증상들은 일반적인 요통, 허리디스크, 꼬리뼈 통증, 고관절 통증과 헷갈릴 수 있기 때문에 정확한 진단과 이에 따른 적절한 치료를 받는 것이 좋다.

이런 엉덩이 통증을 예방하고 악화를 방지하기 위해서는 딱

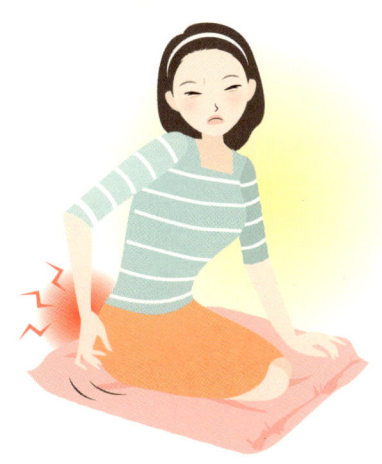

	허리통증	엉치통증
원인	허리 근육 및 인대 약화	골반 틀어짐, 인대 약화
증상	앉았다 일어설 때 통증 발생	오래 앉아 있거나 딱딱한 바닥에 누워 있을 때

딱한 바닥보다는 푹신한 방석에 앉거나, 온돌과 같은 맨바닥보다는 침대를 이용하는 것이 좋다. 오랜 시간 걷거나 앉아 있는 것 또한 피해야 한다. 부득이 오래 걸어야 할 때는 중간 중간 휴식을 취하고, 마찬가지로 오래 앉아 있어야 할 때는 수시로 일어나서 움직여주어야 한다. 또 특정 부위가 자주 배기고 아프다면, 앉을 때 체중을 조금 앞쪽에 실어서 앞으로 기대는 느낌으로 앉으면 불편함을 줄일 수 있다. 아무래도 약해진 골반에 자극을 주는 일은 최대한 피하는 것이 좋다.

민망하게 사타구니가 시큰거려요

보통 '가래톳이 선다'라고 말하곤 하는데, 흔히 '치골'이라고 알고 있는 사타구니 부위의 통증은 걸을 때 나타나기도 하고, 자다가 돌아누울 때 아플 수도 있다. "아픈 부위가 영 민망해서 병원 가기도 좀 그래요."라는 말을 많이 하는데, 누구한테 아프다고 이야기하기도 꺼려지고 병원에 가서 남자 의사한테 진찰받는 것도 내키지 않아 방치하는 경우가 많다.

사타구니 부위가 아픈 것은 대부분 고관절에서 오는 통증이다. 고관절은 골반과 다리를 연결하는 관절로 어깨 관절과 함께 우리 몸에서 가장 움직임이 자유로운 관절이다. 임신중 천장관절이 벌어지면서, 대퇴골이 돌아가고 고관절 역시 자연스럽게 벌어지게 된다. 이 과정에서 고관절을 잡아주는 주변 조직들이 약해지고, 작은 자극에도 다치면서 통증이 발생하게 되는 것이다.

그러다 보니 앉아 있을 때 뒤로는 엉덩이뼈가 배기는 느낌이 들기도 하고, 앞쪽으로는 걷다가 사타구니 깊숙이에서 통증이 느껴질 수도 있다. 앉았다가 일어날 때도 아프고, 심한 경우에는 누운 상태에서 몸을 살짝 돌리는 동작에도 통증이 나타나곤 한

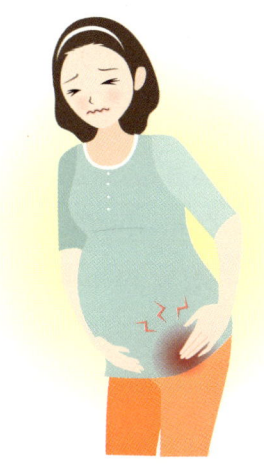

다. 그리고 시간이 지나면 통증이 사타구니뿐 아니라 다른 곳에서도 나타난다.

골반 바깥쪽에 뼈가 튀어나온 대퇴골 부근에서 통증이 나타나기도 하고, 바지 뒷주머니 아래쪽 부분에서 통증이 나타나는 등 고관절과 연결된 부위를 따라서 통증이 여기저기 돌아다니면서 넓게 나타날 수도 있다. 가벼운 경우에는 일상생활 중에는 잘 못 느끼다가 장거리를 걷거나 장시간 차를 타는 등 오래 앉아 있을 때 통증이 나타나는 경우가 많다.

부위가 민망하다고 해서 제대로 진찰을 받지 않은 채 방치해 만성화가 되는 경우에는 다른 질병으로 이어질 수 있다. 고관절 관절염, 사타구니나 골반에서 소리가 자주 나고 어긋나는 발음성 고관절, 양반다리가 잘 안 되고 뻣뻣해지면서 걸을 때에도 통증이 나타나는 유착성 고관절낭염, 다리 뒤쪽이 저리거나 당기는 좌골신경통으로도 이어질 수 있으니 주의해야 한다.

이런 증상을 예방하거나 완화시키려면 일단 잘 때 똑바로 누워서 자는 것이 좋다. 옆으로 눕는 자세는 가급적 피하고, 딱딱한 바닥에 앉는다거나 한 번에 장시간 걷거나 뛰는 것도 피해야 한다.

스트레칭도 도움이 되는데, 자칫 욕심을 부려서 강한 스트레칭을 하면 통증이 더 심해질 수 있으니 무리하지 않는 선에서 하는 게 좋다. 도움이 되는 자세는 요가의 나비자세나 쪼그려 앉기, 무릎 안기와 같이 고관절을 크게 움직여주는 스트레칭들이

출산 후 100일, 통증을 잡으면 몸매가 달라진다

다. 단 무리하지 않고 몸이 아프지 않은 수준에서 해야 한다. 그리고 스트레칭만으로 부족한 경우에는 고관절 전문가에게 찾아가 진찰과 치료를 받는 것이 필요하다.

치골인지 아랫배인지 돌아누울 때마다 아파요

임신과 출산 과정에서 골반이 벌어진다는 것은 여러 차례 이야기했다. 이때 골반이 뒤에서만 벌어지는 게 아니라 앞에서 벌어지기도 한다. 바로 치골 부위다.

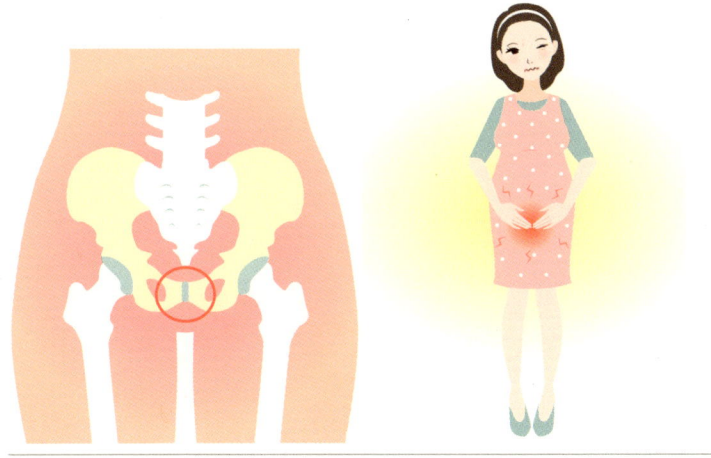

치골과 치골 통증

보통 가랑이 바깥쪽의 튀어나온 부위를 치골로 아는 경우들이 많지만 이 부분은 고관절의 앞면이나 전상장골극이라고 하는 부위고, 진짜 치골은 질에서 약간 위의 아랫배 부위로 배꼽보다 훨씬 아래에 있다. 배꼽 가운데서 아래로 쭉 내려갈 때 질 쪽으로 3분의 1 지점에 뼈가 걸리는 부분이 치골결합이다.

이 부분은 골반뼈의 앞부분인 치골이 양쪽에서 달라붙는 부분이다. 치골결합은 원래는 거의 움직이지 않는데, 임신중 골반이 벌어지는 과정에서 약해지다가, 출산 과정에서 벌어지면서 아픈 경우들이 있다. 가끔 고관절 앞쪽 부분인 서혜부의 통증을 치골통이라고 오인하는 경우가 많으니 진찰을 받을 때는 아픈 부위에 대한 정확한 구분이 필요하다.

출산 과정에서 난산일 때 특히 치골 통증이 심하게 나타날 수 있다. 아랫배 깊숙이 찢어지거나 찌르는 듯한 통증이 느껴지기도 한다. 허리를 숙일 때 아랫배에 불쾌감이 나타나기도 하지만, 가장 흔한 증상은 돌아누울 때 생식기 바로 위의 아랫배 깊숙이에서 발생하는 통증이다. 천장관절과는 달리 임신중에는 통증이 잘 느껴지지 않다가 출산 후에 통증을 느끼는 경우가 많은데, 임신 4~5개월 정도부터 나타나는 경우도 더러 있다.

치골은 임신중에 느슨해졌다가 아기가 산도를 통과하면서 강한 압력을 받아 더욱 벌어지게 된다. 특히 아기가 정상보다 큰 경우에는 치골이 너무 많이 벌어져 출산 때는 물론이고 산후 회복 기간에도 통증을 느끼게 되는데, 치골 통증은 짧게는 1~2주 불편하다가 한 달 내에 자연스럽게 좋아지기도 하지만 길게는 1 년가량 지속되기도 한다.

통증이 일상생활에 지장을 줄 정도로 많이 불편하거나 출산 한 달 후에도 통증이 가라앉지 않는다면 전문가의 진찰을 받는 것이 좋다. 출산 후 치골 부위에 통증이 있으면, 골반이 약해질 뿐 아니라 좌우 밸런스가 틀어져 치골 결합이 맞지 않고 골반 틀어짐이 심해지기 때문에 골반을 바로잡고 튼튼하게 하는 치료를 빨리 받는 것이 좋다.

꼬리뼈가 아파서 앉기가 너무 힘들어요

출산 후에 "아이에게 수유하려고 오래 앉아 있으면 꼬리뼈가 아파요." 또는 "꼬리뼈 통증 때문에 앉는 게 겁나요."라는 이야기를 많이 한다. 산후에 꼬리뼈 통증 때문에 힘들어하는 산모들이 많은데, 이는 임신과 출산 과정중에 골반이 약해져 골반에서 꼬리뼈를 튼튼하게 잡아주지 못하다 보니 꼬리뼈가 휘면서 주변 근육과 신경을 자극해 생기는 통증이다.

꼬리뼈 통증은 주로 엉덩방아와 같은 외상으로 인해 나타나지만 임신중이나 산후에 발생하는 꼬리뼈 통증은 조금 다르다. 외상으로 인한 경우에는 충격으로 꼬리뼈가 틀어져 아프다. 반면 임산부의 경우에는 임신과 출산을 겪으며 골반의 천골에서 꼬리뼈를 잡아주는 인대가 약해지면서 꼬리뼈가 틀어져 통증이 발생하게 되는 것이다.

가뜩이나 임신중에 몸이 무거워 앉아 있는 시간이 늘고, 출산 후에도 수유나 기저귀 처리 등 앉아서 하는 활동이 많은데, 꼬리뼈 통증이 심하면 앉아 있는 것조차 고통스럽다. 장시간 운전을 해야 하거나 비행기를 타는 등 지속적으로 앉아 있어야 하는 상황이 생기면 두려움이 앞선다.

처음에 조금 배긴다 싶을 때는 이러다 말겠지 하는데 나중에는 쿡쿡 쑤시거나 찌르는 느낌도 든다. 그러다가 통증이 심해지면 도저히 그냥 앉을 수 없어서 도넛 방석을 써보기도 하지만 오

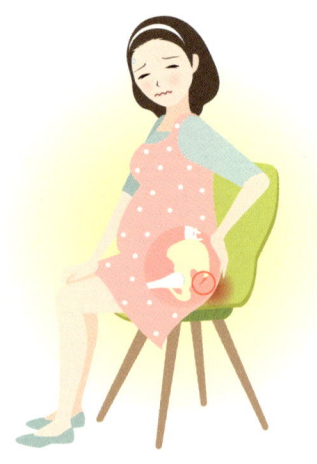

출산 후 100일, 통증을 잡으면 몸매가 달라진다

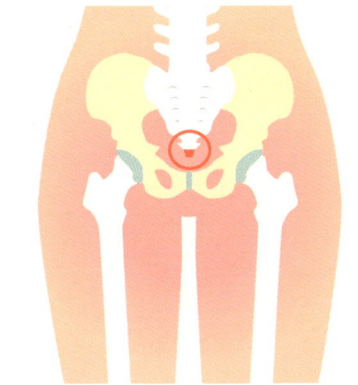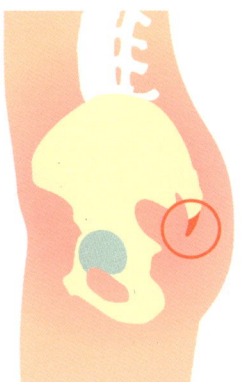

꼬리뼈

래 앉아 있으면 허리가 아프고 엉덩이도 배긴다. 그러다 보면 앉아 있는 게 무서운 지경에 이르러 지하철에서 자리가 나도 앉지 못하고, 집에서도 누워 있거나 서 있게만 된다.

꼬리뼈가 아파 인천에서 강남역까지 치료받으러 오시는 환자분이 있었는데, 앉을 때 통증이 너무 심해 병원을 오가실 때마다 이용하는 시외버스를 서서 타고 다니셨다.

앉아 있을 때 만져지는 엉덩이 한가운데, 즉 허리 아래 양 볼기 사이를 꼬리뼈라고 알고 있는 이들이 많은데, 이 부분은 엉덩뼈(천골)다. 진짜 꼬리뼈는 엉덩뼈 끝에 붙어 있는 새끼손가락 끝마디 정도 크기의 세로로 뾰쪽한 부분으로, 항문 바로 뒤에 위치한다.

천골 부분이 아픈 것도 그 증상이나 원인이 상당히 비슷하다.

천골의 돌기를 이어주는 인대들이 약해졌다가 손상을 입어 통증이 나타난다. 이 돌기 부분이 건드려지면 통증이 나타나는데 앉아 있을 때 아프기도 하지만, 누워 있을 때 항문과 벨트라인 사이 양 볼기 가운데 부분에 배기는 통증이 나타난다.

천골이 아픈 것과 달리 꼬리뼈가 아픈 경우, 누워 있을 때에는 통증이 나타나지 않고, 앉아 있을 때 주로 나타나는데 아픈 부위가 항문 바로 뒤다. 이곳이 약간 부어 튀어나왔다고 느껴진다는 차이점이 있다.

천골이 아픈 경우에는 천장관절이 아픈 것과 마찬가지로 기본적으로는 약해져 있는 인대가 잘 아물게 해주는 것이 중요하다. 하지만 간혹 이것이 오래 되면서 인대들이 지저분하게 아무는 유착 현상이 발생하는 경우가 있다. 이럴 때에는 유착되어 달라붙은 부분이 깨끗하게 아물 수 있도록 약침이나 도침, 체외충격파와 같은 치료를 받는 것이 좋다.

꼬리뼈가 아픈 경우에는 X-RAY를 찍어보면 실제로 꼬리뼈가 휘어져 있는 경우가 대부분이다. 이는 인대가 약해져 있는 동안에 꼬리뼈가 안쪽으로 말려들어가서 생기는 현상이다. 이런 경우에는 미골추나를 통해서 꼬리뼈를 직접 교정해줄 수 있다. 또한 딱딱한 데 앉는 것을 피해야 하고, 장시간 앉아서 꼬리뼈가 눌리게 하는 것은 삼가야 한다. 꼬리뼈가 직접 눌리지 않게 꼬리뼈 방석을 쓴다거나 방석 2개를 엉덩이 양옆으로 대서 꼬리뼈가

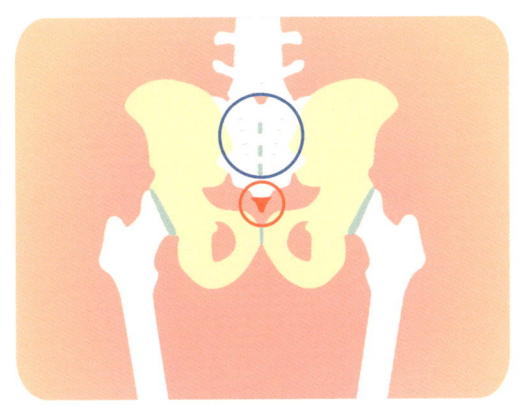

꼬리뼈와 천골 구분

눌리지 않게 해주는 것도 좋다. 도넛 방석도 도움은 되지만 체중 분산이 잘 안 돼 엉덩이가 더 불편할 수 있다.

산후에 약해진 꼬리뼈를 교정할 때는 일반적인 추나요법 교정과 달리 부드러운 교정 기법인 경근추나요법을 써서 꼬리뼈의 제 위치를 찾아주어야 안전하게 통증을 치료할 수 있다. 꼬리뼈를 한 번에 교정하려고 무리하다가는 더 다쳐서 증상이 심해지기도 한다.

출산 후 꼬리뼈 통증은 당연히 나타나는 통증이 아니라, 반드시 치료해야 할 통증이다. 오래 방치하면 꼬리뼈 주변 근육 힘줄이 유착되기도 하는데, 그러면 치료가 더욱 어려워지니 빨리 치료를 받는 것이 좋다. 특히 앉을 때뿐만 아니라 걸을 때 혹은 배변시에 통증이 느껴질 정도로 심한 꼬리뼈 통증의 경우 정상적

인 생활이 불가능하다. 뿐만 아니라, 저절로 원래대로 돌아가기
는 매우 어렵기 때문에 무심히 넘기지 말아야 한다.

아이를 업으면 허리가 끊어지는 것 같아요

임신중에 골반이 벌어지고 틀어지다 보면 골반근육에도 부담이
많이 간다. 보통 허리가 아프면 허리 근육이나 허리디스크 때문
에 아프다고 생각하지만, 실제로는 허리 자체의 근육보다는 골
반근육이나 복근의 이상 때문에 허리통증이 나타나는 경우도 많
다. 이때 허리를 숙이는 동작은 생각보다 잘 되는 편인데, 허리
를 펴거나 뒤로 젖힐 때 아픔을 느끼곤 하다.

　임신중에는 배가 불러오고 무거워지면서 배를 앞으로 쭉 내미
는 사장님 자세를 취하게 된다. 이 과정에서 누웠다가 일어날 때
허리를 일으켜 세워주는 복근들이 약해진다. 이와 함께 골반이
벌어지고 틀어지면서 골반근육에 부담이 간다. 결국 근육에 피
로가 쌓여 약해지고 민감해지게 된다. 그래서 조금만 오래 앉아
있거나, 걷거나, 서 있으면 허리통증이 나타난다. 또한 골반 인대
와 함께 허리 인대가 약해지기도 한다. 허리 인대가 아픈 경우
에는 누워 있을 때 허리가 배기면서 통증이 나타나고 비가 오고
추워질 때 허리가 더 시큰거린다.

출산 후 100일, 통증을 잡으면 몸매가 달라진다

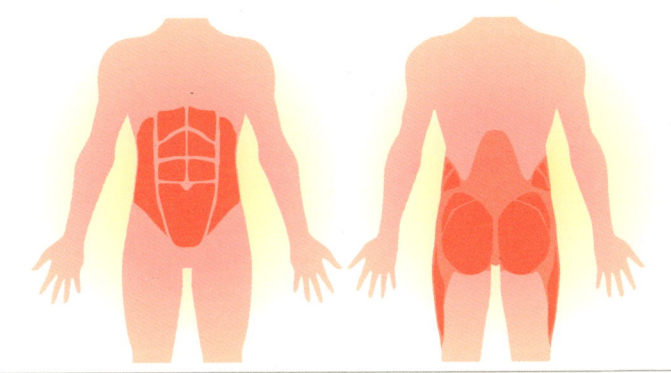

코어근육

    이런 증상들이 지속되면 허리통증이 만성화될 뿐 아니라, 허리디스크가 발생할 확률도 높아진다. 당기고 저리는 것은 물론이고, 허리에 힘이 잘 안 들어갈 수 있으니 각별히 유의해야 한다. 이 경우 치료를 받는 것도 중요하지만, 바른 자세를 취하고 적절한 운동을 통해 골반근육과 복근을 강화시키는 것 또한 매우 중요하다.

    이 근육들은 필라테스에서 소위 코어근육이라고 부르는 근육들에 속하기도 한다. 따라서 필라테스와 같은 운동을 통해 코어근육을 강화시키는 것도 도움이 될 수 있으며, 선택적으로 해당 근육을 강화하는 것도 좋다. 동작이 어려워서 쉽게 따라 하지 못하는 경우에는 무리하게 애쓰지 말고 가벼운 달리기를 하는 것도 도움이 된다.

    이런 조언을 하면 걷는 것은 안 되느냐고 묻곤 하는데, 걷는 것만으로는 골반근육과 복근을 강화하기가 쉽지 않다. 긴 시간 달리기가 부담스럽다면, 보통 걷는 것보다는 약간 빠른 정도(시간당 6~7킬로미터 속도)로 1분씩이라도 뛰는 것이 좋다.

등이 배겨서 도통 잠을 잘 수가 없어요

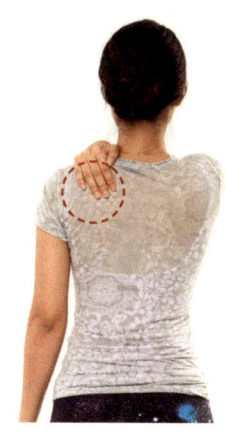

"등이 조금 무겁다고는 느꼈지만 그리 크게 불편하지는 않았는데 어느 날 아기를 안다가 등이 찌릿하더라고요. 팔을 들거나 몸을 비틀 때마다 등이 아파서 아기도 못 안겠어요."

42살에 늦둥이를 낳은 한 산모는 갑작스레 시작된 어깨와 등의 통증을 토로했다. 그녀는 아기를 안고 나면 손목과 팔뿐 아니라, 등이 결리고 날갯죽지가 떨어져 나가는 것처럼 아픈 통증을 느끼곤 했다. 아기를 안고 있을 때만 통증이 느껴지면 그래도 참을 만한데, 아이를 안고 있지 않을 때도 불편한 느낌이 지속되다 보니 점점 참기 힘들어졌다.

이런 경우, 일상생활 중에는 자세에 신경을 쓰고 몸을 조심해서 움직여야 통증을 줄일 수 있는데, 밤에 자려고 누우면 그때부

출산 후 100일, 통증을 잡으면 몸매가 달라진다

터가 문제다. 등이 불편해 자세를 수시로 바꾸게 되고, 뒤척이다 어느새 잠은 달아난다. 그리고 간신히 잠이 들더라도 중간에 깨는 일이 많아 깊은 잠을 못 자니 결국 자도 잔 게 아니다.

산모들의 경우, 몇 시간마다 갓난아이 젖도 먹여야 하고, 틈틈이 기저귀도 갈아줘야 해서 잠을 푹 자기 어렵다. 그러니 잘 수 있는 기회가 주어졌을 때 제대로 자야 하는데 등 결림이 잠을 방

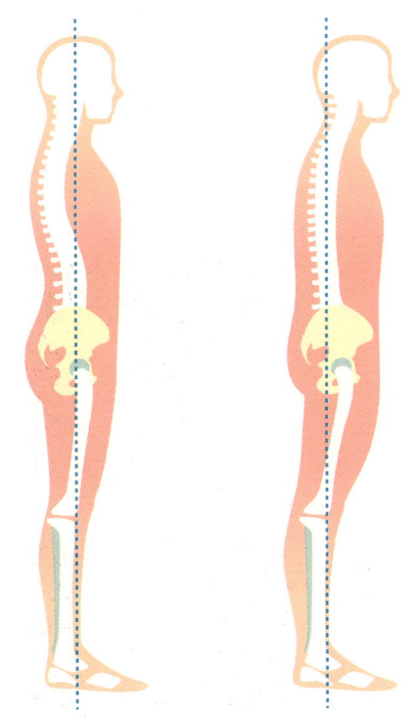

옆에서 본 정상적인 척추곡선   옆에서 본 편평등증후군의 척추곡선

해하는 것이다. 가뜩이나 피곤해 죽겠고 잠도 모자라는데, 누워도 잠을 잘 수 없으니 미치고 팔짝 뛸 노릇이다.

그렇다면 이런 등 통증은 왜 생기는 걸까? 산모들은 관절들이 약해져 있어 틀어지기 쉬운 상태가 되는데, 임신중에 아기를 안으면서 배를 내미는 자세를 취하면 뒤로 적당히 굽어 있어야 되는 등뼈가 정상적인 척추곡선과는 다르게 편평해지거나 오목해지면서 틀어지게 된다. 게다가 아기를 안느라 등의 근육들을 무리하게 쓰면 증상은 더 심해지는 것이다.

척추와 척추에 연결된 갈비뼈가 비틀리고, 아기를 안을 때 힘을 쓰는 갈비뼈에 달라붙는 근육들에 무리가 가면서 등에 통증이 나타난다. 이렇게 등이 편평해지는 것을 '편평등증후군(flat

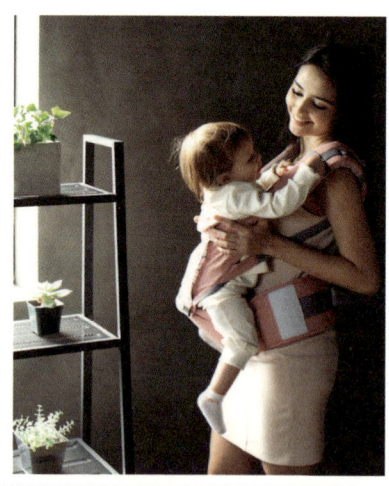

등근육에 부담을 덜 주는 힙시트 (사진제공 : YKBnC)

back syndrome)'이라고 하는데, 만성적인 등 통증의 원인으로
보기도 한다.

이런 경우에는 등근육에 부담이 가지 않도록 하는 것이 좋다.
가급적 가슴과 배를 내미는 자세를 피하고 등근육에 힘이 너무
들어가지 않게 해야 한다. 아기를 안을 때 아기띠, 힙시트 혹은
포대기를 이용하는 것도 권할 만하다. 경미한 증상의 경우 남편
이 마사지를 해주는 것도 도움이 된다. 그러나 충분히 개선되지
않는다면 전문적인 치료를 받는 것이 좋다. 이 경우 단순하게 등
근육만 푸는 것이 아니라 척추와 갈비뼈를 직접 교정하는 치료
를 받으면 더욱 도움이 된다.

날씨가 흐리면 무릎부터 시려요

"제 무릎이 기상청 같아요. 무릎이 시큰거린다 싶으면 그날이나
다음 날에 꼭 비가 오더라고요. 그런데 아파서 병원에 가도 별
이상이 없다는 거예요."

출산 후에 무릎이 시리고 아파서 정형외과에서 X-RAY를 찍
어봤는데 아무런 이상이 없다고 하는 산모들이 많다. 무릎이 아파
서 계단이 무섭고 운전이 부담스럽다. 심한 경우에는 집 앞에서
몇 발자국 거리에 있는 슈퍼에 다녀오는 것도 부담이 될 정도다.

보통 뼈나 연골의 이상을 생각하는 경우가 많은데 그런 경우는 의외로 드물고, 대부분은 다른 관절들과 마찬가지로 무릎의 인대와 힘줄들이 약해져 아픈 것이다. 인대와 힘줄은 원래 X-RAY로 잘 보이지 않기 때문에 검사에서는 이상이 잘 발견되지 않는다. 심하게 부어 있거나 끊어지지 않은 이상 초음파나 MRI로도 특별한 이상을 발견하기가 어렵다.

하지만 영상 검사상 이상이 안 보인다고 해서 안 아픈 것은 아니다. 이런 경우에는 직접 만져보고 움직여보게 하는 등의 이학적 검사를 해보는 게 좋다. 그러면 영상 검사로는 보이지 않던 무릎 주변의 인대나 힘줄의 통증을 확인할 수 있다.

통증이 생기면 무릎이 시리고 콕콕 찌르는 느낌이 들어서 다리에 힘을 주기 어렵고, 심하면 다리를 절며 걸음걸이도 이상해진다. 걷지 않고 서 있거나 앉아 있거나 혹은 누워 있는데도 계속 무릎에 통증이 생겨서 일상생활 자체가 불편해진다. 이런 통증을 방치하면 무릎에서 뚝뚝 소리가 나면서 다리를 피거나 굽히는 것마저 불편해질 수 있고, 평생 무릎 관절염에 시달릴 수도 있다. 또한 관절 자체가 변형되어 휜다리가 될 수도 있다.

통증이 일정 기간 지속되거나 심해지면 반드시 전문가의 진료를 받는 게 좋다. 한방에서는 기혈순환 개선과 인대·힘줄 회복, 어혈 제거 등을 위한 한약 처방과 함께 약침치료를 병행하는데, 치료를 하게 되면 좋은 효과를 기대할 수 있다.

발이 시려서 수면 양말을 신지 않고는 잠도 못 자요

출산 후에 찾아오는 통증을 이야기할 때 발이 시리고 춥다는 말을 굉장히 많이 한다. 실제로 발은 손과 함께 심장에서 가장 먼 부위여서 혈액순환이 상대적으로 잘 안 된다. 그래서 손발이 시린 경우에는 혈액순환장애를 제일 먼저 의심하는 것이다.

관절도 비가 오거나 날씨가 추워지면 시큰거리는 통증이 심해지고, 차가운 바람에 노출되면 에이는 듯한 통증이 나타나기도 한다. 날씨가 궂으면 다치거나 수술한 부위가 아파온다는 경우가 딱 여기에 해당된다. 공교롭게도 이런 날엔 시린 양상이 더 심해지는데 실제로 그 부위를 따뜻하게 해주면 통증이 금방 줄어든다. 그래서 추위나 바람에 노출되면 손발 저림이나 시린 증상이 생기는 것이라는 오해를 불러일으킨다.

발이 시린 데에는 보통 두 가지 원인이 있다. 하나는 발과 발목 부근의 인대와 힘줄이 다치거나 약해지면서 시큰거리는 통증이 나타나는 것이다. 추운 날씨에 인대 힘줄의 통증이 심해지는 경우가 많다. 통증이 있는 부위를 만지거나 눌러보면 정상적인 부위에 비해서 통증이 강하게 나타난다. 경우에 따라서는 부어 있거나 오돌거리는 느낌이 들기도 한다. 물론 이때도 영상검사로는 이상이 없지만, 직접 만지고 움직여보는 이학적 검사상으로는 여러 이상이 확인된다.

다른 하나는 근육의 긴장이나 교감신경 항진으로 인해 말초 부위의 혈액순환이 방해를 받아 나타나는 통증이다. 이런 증상이 심해지는 상태를 '레이노드증후군'이라 부르기도 한다. 산모들이 겪는 발시림의 경우에는 실제 관절 부위에 통증이 있으면서 이와 함께 주변 근육들도 긴장돼서 혈관을 압박하는 경우가 많다.

하지만 두 경우 모두 검사상으로는 이상을 찾기 어렵다. 이때는 핫팩을 대주거나 따뜻한 물에 담가 따뜻하게 해주는 것이 좋다. 하지만 아픈 부위를 찾아서 직접 강하게 비벼주는 마사지가 더 효과적이다. 이런 마사지를 '마찰 마사지(friction massage)'라고 하는데, 시리고 찬 부위에 마찰 마사지를 하고 나면 바로 따뜻해지는 것을 느낄 수 있다.

마찰 마사지는 인대나 힘줄을 강하게 마찰하는 마사지 기법으로, 근육통이나 관절통이 오랜 기간 낫지 않고 지속될 때 쓰인다. 보통 마사지는 근육의 결대로 부드럽게 문질러주지만 마찰 마사지는 결의 수직방향으로 강하게 비벼준다. 이 방법은 유착되어 잘 낫지 않는 경우, 유착을 풀어주고 혈액순환을 개선시켜주면서 회복을 도와주는 효과가 있다.

그리고 충분한 스트레칭과 함께 적절한 운동을 해줌으로써 근육이 불필요하게 긴장하지 않도록 해주는 것도 좋다. 물론 많이 괴롭거나 혼자서 해결이 되지 않을 때는 전문가에게 치료를 받

출산 후 100일, 통증을 잡으면 몸매가 달라진다

아야 한다. 물리치료, 침치료로도 안 될 때는 조직 회복을 도와
주는 약침치료, 도침치료를 병행하는 것도 한 방법이다.

가벼운 물건을 들 때도 손목이 아파요

아기 엄마들이 가장 많이 호소하는 통증이 바로 손목 통증이다.
손목이 아픈 데에도 여러 가지 원인이 있는데, 산모들에게서 가
장 흔한 것이 바로 '드퀘르뱅 병'이라고도 하는 '협착성 건초염'
이다. 엄지손가락 쪽으로 지나가는 힘줄이 손목 부분에서 마찰
이 덜하도록 힘줄을 둘러싸는 주머니가 건초인데, 이 건초에 부
담이 너무 많이 가서 염증이 생겨 시큰거리는 통증이 나타나는
것이다.

임신중에 체중이 많이 늘고 배가 나온 산모들은, 앉아 있거나
누워 있다가 일어날 때 예전처럼 바로 일어나기가 어렵다. 그래

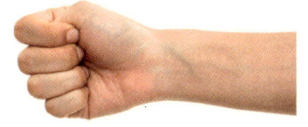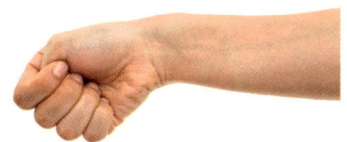

핑겔스타인 검사

엄지손가락을 말아 주먹을 쥔 상태에서 새끼손가락 방향으로 손목을 꺾는다. 이 과정에서 통증이 엄지
쪽에서 나타나면 협착성 건초염일 가능성이 크다. 주먹을 쥐기만 해도 통증이 나타날 정도면 상당히 심
한 상태다.

서 손으로 바닥이나 의자를 짚고 일어나는 일이 많다. 출산 후에
도 아기를 안은 상태에서 일어나야 하는 일이 잦아서, 한 손으로
아기를 안으면 다른 한 손으로는 바닥이나 의자를 짚게 된다. 또
한 아기를 키우면서 턱받이나 손수건, 행주 등 세탁기보다는 손
으로 직접 빨거나 짜야 하는 빨래거리들이 늘어나는 것도 한 요
인이다. 가뜩이나 출산 후 손목이 약해져 있는데 평소보다 많이
써야 하니 더 부담이 갈 수밖에 없다. 이런 이유들로 손목의 힘
줄과 건초에 부담이 많이 가면서 붓고 아프게 되는 것이다.

　그러나 손목 통증이 있다고 해서 모두 협착성 건초염인 것은
아니므로 구분이 필요한데, 이를 쉽게 확인하는 방법이 있다. 일
단 엄지손가락을 손바닥 안쪽으로 집어넣어 주먹을 쥔 상태에서
새끼손가락 방향으로 손목을 꺾어보는 것이다. 이 동작을 할 때
아프면 협착성 건초염일 가능성이 크다. 심한 경우에는 엄지손
가락을 집어넣은 상태로 주먹을 쥐는 것조차 안 될 수 있다.

　손목이 아플 때는 일단 손목에 부담이 덜 가게 하는 것이 가장
중요하다. 그렇다고 해서 손을 절대 쓰지 말라는 뜻은 아니며,
가급적 아픈 동작을 피하라는 것이다. 협착성 건초염일 경우 손
목을 엄지나 새끼손가락 방향으로 움직이거나 엄지손가락으로
쥐는 형태로 힘을 주는 것을 피하는 것이 중요하다. 하지만 쇼핑
백을 들거나 엄지나 검지를 빼고 나머지 손가락으로 그릇을 쥐
거나 하는 것은 전혀 지장이 없다.

손목 통증을 완화하기 위해서는 찜질이 도움이 된다. 어디든 통증 부위가 퉁퉁 부어 있는 경우가 아닌 한 대체로 온찜질을 해주면 좋다. 그러나 잠을 설칠 정도로 통증이 심할 때는 온찜질보다는 냉찜질이 나을 수도 있다.

생활환경도 가급적 손목에 부담이 덜 가는 쪽으로 바꿔야 한다. 일단 손목에 체중을 많이 실어야 하는 바닥생활을 하기보다는 침대에서 아기를 키우는 것이 도움이 된다. 혹은 앉았다 일어날 때 손 대신 팔로 짚을 수 있는 편한 스툴을 근처에 두는 것도 좋다. 조심해야지 하면서 본인도 모르게 손목을 쓰게 된다면 손목보호대를 착용하는 것도 한 방법이다.

물론 치료 또한 중요한데, 침치료나 저주파, 초음파와 같은 물리치료도 도움이 된다. 약침 중에서도 봉침은 염증의 회복에 큰 효과를 볼 수 있다. 당장 통증이 심할 때는 진통소염제도 도움이 될 수 있지만, 수유중인 경우에는 약을 복용하는 것이 부담스러울 수 있으니 자제하는 것이 좋다.

참고로 염증이라고 하면 고름이 나는 아주 나쁜 상태라고 생각하기 쉬운데, 여기서 말하는 염증은 피부가 긁혔을 때 살짝 까지면서 빨개지거나 붓고, 건드리면 따끔따끔 아픈 것과 비슷한 정도라고 보면 된다. 따라서 염증이 있다고 해서 꼭 염증을 가라앉혀야 한다고 생각하기보다는 상처가 난 부분이 더 이상 덧나지 않게 잘 회복되도록 하는 것이 중요하다.

도무지 물건을 어디 뒀는지 기억이 안 나요

"냉장고에 핸드폰을 넣어두고 한참을 찾았어요.""자동차 열쇠를 손에 들고는, 집에 두고 온 줄 알고 다시 찾으러 들어갔지 뭐예요.""아기 젖을 먹였는지 안 먹였는지 잘 기억나지 않아요." "빨래를 돌려놓고 정작 너는 것을 잊어버려서 세탁기 안에 젖은 빨래가 이틀이나 있었다니까요."

주변에서 아이를 낳은 산모들에게 한두 번씩은 들어본 이야기일 것이다. 전화를 걸다가 갑자기 상대 이름이 생각나지 않거나, 전철을 타고는 반대 방향으로 가거나, 심지어 자기 핸드폰 번호가 가물가물해지는 등 산모들은 기억이 흐려지는 현상을 자주 겪는다. 한의학적으로는 특히 혈(血)이 허할 때 기억력이 떨어지기 쉽다고 보는데, 임신과 출산 과정에서 기혈(氣血)이 허해지기 쉽다.

출산 후 건망증이 생기는 이유는 아직 정확하게 밝혀지지 않았지만, 여러 가지 이론들이 있다. 산후 여성 호르몬 중 에스트로겐의 분비량이 줄어서 생기는 증상이라고 보기도 하는데, 출산 후 한 달 이내에 대체로 정상적으로 회복되기 때문에 이것이 주요 원인이라 보기는 어렵다. 가장 설득력 있는 이론은 육아 과정에서 수면의 부족, 수면의 질 저하와 함께 피로 누적, 정신적 스트레스가 복합적으로 작용한다는 것이다. 외출이 어렵다 보니

출산 후 100일, 통증을 잡으면 몸매가 달라진다

햇빛을 많이 쐬지 못하고, 모든 정신이 아이에게 집중되는 것도 어느 정도는 영향을 미친다고 볼 수 있다.

최근 연구는 그중에서도 수면의 영향이 크다고 보는 경향이 뚜렷하다. 자는 동안에는 몸만 쉬는 게 아니라 우리의 뇌도 쉰다. 하지만 산모들은 숙면을 취하지 못해, 자면서도 뇌가 편히 쉬지를 못한다. 수유하고 기저귀 갈아주는 등 아이 치다꺼리를 하느라 수시로 일어나다 보니 토막잠을 자게 되고, 몸이 아프면 그나마 토막잠도 제대로 자지 못한다.

그래서 깜박깜박 놓치는 기억을 회복하기 위해서는 일단 잠을 잘 자는 것이 가장 중요하다. 아기가 잘 때 밀린 잠을 자두도록 하자. 그리고 잠깐만이라도 짬을 내어 산책을 하면서 햇빛도 쐬고 바깥 공기를 쐬는 등 뇌에 산소를 충분히 공급해보자. 그리고 깜박깜박 하는 증상이 너무 심하다면 메모를 꾸준히 하자. 기록의 힘을 빌려 필요한 사항은 메모하는 습관을 들이는 것도 도움이 된다.

하루에도 몇 번씩 추웠다, 더웠다 해요

출산 후에 감기 기운은 아닌 것 같은데 한 번씩 한기가 돌다가 또 조금 있으면 얼굴이 화끈거리고, 가슴이 답답하다가 금방 또

으슬으슬 추운 경우가 있다. 이렇게 추웠다 더웠다 하는 증상이 반복되는 것을 한의학에서는 한열왕래(寒熱往來)라고 한다. 이런 증상 중에서 가장 흔하게 나타나는 것은 감기 기운이 몸 표면(表)에 있어 한기를 느끼게 할 정도는 아니고, 그렇다고 아예 몸속(裏)으로 들어와서 열이 나게 하는 정도도 아닌 애매하게 들어온 반표반리(半表半裏) 상태다. 애매하게 있다 보니 바깥에 있을 때는 으슬으슬 춥고, 깊숙이 들어오면 열이 나는 현상이 반복되는 것이다.

드물게는 감염 때문에 한열왕래가 나타나기도 하는데, 이때는 열감 수준이 아니라 극심한 고열에 시달리게 된다. 몸의 수분(진액)이 많이 마르거나, 기운이 허해져서 한열왕래가 나타날 수도 있다. 특히 갱년기에 추웠다 더웠다를 반복하는 일이 많은데, 한의학에서는 이것을 바로 진액이 말라서 나타나는 대표적인 경우로 본다.

그 외에도 밤을 샌 다음 날 얼굴이 화끈거린다거나, 땀이 나면서 갑자기 한기가 드는 경우가 있는데, 이것은 기운이 허해서 한열을 오가게 되는 대표적인 경우다. 이때는 진짜 속에 뜨거운 기운이 있어서 열이 오르는 것이 아니다. 그보다는 오히려 너무 힘이 없다 보니 속에서 기운이 떠버리면서 열이 나는 허열(虛熱)인 경우가 많다.

산후에는 몸이 많이 허해져 있기 때문에 감기에도 쉽게 걸리고 진액이 마르기도 하지만, 기운이 허해서 추웠다 더웠다를 반복하는 경우가 가장 많다. 출산시에 기혈이 많이 약해진 데다 육아를 하면서 피로가 쌓이고 수면도 부족해, 기운이 허해지면서 몸이 불균형 상태가 되어 한열왕래가 쉽게 나타나는 것이다.

이런 증상이 나타났다면 기를 보충하면서 일주일 이상 충분한 휴식을 취해야 한다. 도저히 휴식을 취할 수 있는 상황이 아니라면 가까운 한의원에서 산후 보약을 처방받아 복용하는 것도 좋다. 고열이 동반되는 한열왕래의 경우에는 단순한 휴식이 아닌 항생제 치료가 필요할 수도 있으니 이 점을 염두에 두도록 하자.

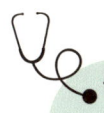

원장님, 궁금해요!

Q 산후 30일간은 운동 금지,
무조건 가만히 누워 있는 게 최선인가요?

A 산후풍을 막는다고 방안에 가만히 누워서 산후조리를 하는 게 최선의 방법은 아닙니다. 오히려 산후 30일 이내에는 실내에서 척추나 골반을 가볍게 풀어주면서 스트레칭을 해주는 게 좋습니다. 특히 아이를 낳고 여기저기 쑤시고 저리고 아픈 증상이 있다면, 부드럽고 가벼운 스트레칭을 통해 경직된 부분들을 풀어줘야 합니다. 지나치게 과격한 운동이나 몸에 심한 무리가 가는 운동은 삼가야겠지만, 꼼짝 않고 누워만 있는 것은 좋지 않습니다.

방치해선 안 될
산후 질환

> 첫애가 다섯 살이고 석 달 전에 둘째를 낳았어요. 첫아이때는 출산하고 나서 크게 아프지 않았고, 직장도 잘 다녔는데 둘째를 낳고는 몸이 달라요. 손가락 마디마디 다 아프고, 어깨랑 등도 결리더니 여기저기 안 아픈 곳이 없답니다. 요즘엔 잠도 못자니까 극도로 예민해져 있고, 신경이 곤두서니 몸이 더 아픈 것 같아요. 이렇게 온몸이 다 아픈 걸 섬유근육통이라 하던데 혹시 섬유근육통은 아닌지 너무 걱정돼요.

산후풍과 닮았으나 다른 질병, 섬유근육통

산후풍과 굉장히 비슷한 병 중에 섬유근육통이라는 병이 있다. 섬유근육통은 간단하게 설명하자면, '검사상 특별한 이상은 없는데, 여기저기 쑤시고 아픈 병'이다.

섬유근육통의 원인에 대해서는 아직 연구중이며, 몇 가지 가설들이 있다. 우선 뇌에서 통증을 느끼게 하는 물질들이 과도하게 분비되기 때문이라는 의견이 있는가 하면, 호르몬 분비의 이상으로 인해 인대나 힘줄이 약해진 것이 원인이라고도 한다. 또 에너지 대사능력이 떨어져서 발병한다는 등 여러 가지 가설이 있다. 아직 정확한 원인이 밝혀져 있지는 않지만, 실제 환자를 본 경험으로는 인대와 힘줄이 민감해지고 통증이 있는 환자들이 많았다. 그리고 이러한 경향은 산후통증과 그 증상이 상당히 비슷하다.

앉아 있을 때 엉덩이가 배기는 증상은 산후통증과 섬유근육통 환자 모두에게서 가장 흔하게 나타나는 증상 중 하나로, 둘 다 천장관절의 인대가 약해진 것이 원인이다. 어깨가 무겁고 손목·발목이 시큰거리는 등 아픈 부위나 통증양상, 그리고 치료에 대한 반응도 상당히 비슷하다. 또한 섬유근육통으로 아팠던 환자들의 경우 임신과 출산 과정에서 통증이 다시 악화되는 경우가 많은 것을 보면 둘 다 호르몬의 영향을 받아 인대와 힘줄이 약화되고, 이것이 통증으로 연결되는 것으로 추정할 수 있다.

최근 섬유근육통 환자가 늘면서 관심이 고조되고 있는데 특히 30~50대 여성에게서 주로 발병하며, 어깨나 목 등 한 부위에서 시작한 통증이 전신으로 퍼진다. 통증으로 시작해서 두통, 수면장애, 피로감, 짜증 등을 동반하며 일상생활에 지장을 줄 만큼 고통스러워지는데 심한 경우에는 우울증으로 이어지며 일상생활이 불가능하고 극단적인 생각이 들기도 한다. 여러 가지로 산후풍과 비슷한 것을 알 수 있다.

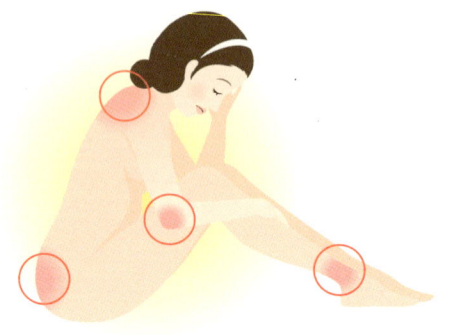

섬유근육통

　　외국에서도 산후통증을 섬유근육통의 일종으로 보는 견해들이 있는데, 개인적으로도 산후통증이 섬유근육통의 가장 대표적인 경우 중 하나라고 생각한다. 섬유근육통은 치료뿐 아니라, 진단도 쉽지 않은 질환이므로 섬유근육통이 의심된다면 지체하지 말고 전문가를 찾는 것이 좋다.

퇴행성 관절염과 허리 · 목디스크

대부분의 사람들은 무릎이 아프면 퇴행성 관절염, 목의 통증은 목디스크, 허리통증은 무조건 허리디스크로 생각하는 경향이 있다. 특히 이런 통증들이 만성적인 경우에는 관절염이나 디스크로 단정 짓는다. 그런데 실제로 목의 통증이 있다고 해도, 통증

110

출산 후 100일, 통증을 잡으면 몸매가 달라진다

의 원인이 목디스크인 경우는 별로 없으며, 마찬가지로 허리통증의 원인이 허리디스크인 경우도 많지 않다. 손목이나 무릎관절이 아픈 경우에도 실제로 관절염인 경우는 드물다.

일반적으로 디스크라는 질환은, 척추 사이의 연골인 디스크가 빠져나와 생기는 것으로 정확한 병명은 '추간판탈출증' 또는 '수핵탈출증'이다. 척추 사이에 있는 연골이 넓은 원통형(디스크 형태)으로 생겨서 디스크라고 이름을 붙였는데, 이 디스크에 이상이 생겨 나타나는 병들을 간단하게 디스크라고 부르곤 하는 것이다.

보통 잘못된 자세나 생활습관이 오랜 시간 누적되거나, 외상 등을 통해 연골이 찢어지거나 눌리게 되면 연골의 일부가 밀려

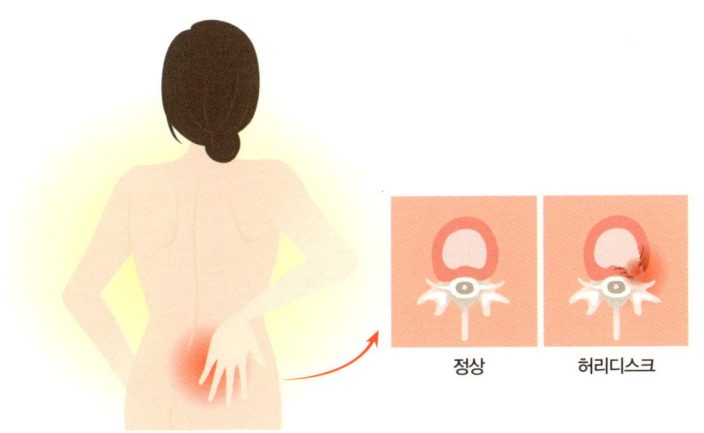

정상   허리디스크

허리디스크

나온다. 그리고 밀려나온 디스크가 근처에 있는 신경이나 인대를 건드려서 통증이나 저림과 같은 이상 감각, 힘 빠짐 등의 증상이 나타난다. 이것이 목에서 생기면 목디스크, 허리에서 생기면 허리디스크라고 부르는 것이다.

최근에 X-RAY뿐만 아니라 CT, MRI와 같은 영상장비가 보급되고, 수술 기술들이 발전하면서, 디스크 환자 수와 수술의 횟수가 상당히 늘고 있다. 검사와 수술이 나쁘다는 의미는 아니다. 하지만 40대 이상인 사람의 MRI를 찍어보면 허리가 아픈 증상이 없는 사람의 경우에도, 허리디스크가 튀어나와 있는 확률이 40퍼센트나 된다는 연구 결과도 있다. 디스크가 튀어나와 있어도 안 아플 수 있고 디스크가 안 튀어나온 사람도 허리 근육통이

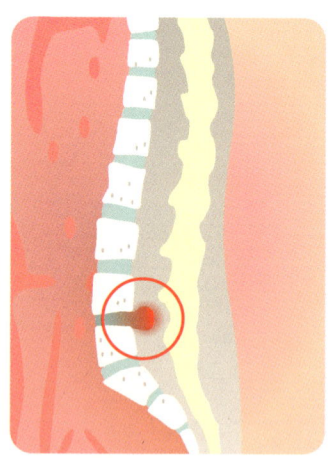

디스크

있을 수 있다. 그리고 디스크가 튀어나와 있어도 정작 아픈 것은 디스크가 아닌 허리 근육통 때문일 수도 있다. 허리통증≠허리디스크 인 것이다.

물론 임신중에는 체중이 증가하고, 무게 때문에 배를 내미는 비정상적인 체형이 되다 보니 허리에 부담이 많이 간다. 하지만 실제 디스크가 튀어나와 있지 않더라도, 관절들의 작은 비틀림 때문에 뼈 주변에서 통증이 나타날 수 있다. 또 뼈와 뼈 사이를 잡아주는 근육, 인대, 힘줄에 불필요한 힘이 실리면서 통증이 나타날 수도 있다. 임신중에는 이런 문제들이 나타나기 쉬운데, 이런 경우에는 경직된 근육이나 인대 부근을 풀어주는 것만으로도 통증이 즉시 개선될 수 있다.

관절염의 대표격인 퇴행성 관절염은 관절의 연골 부분이 빨갛게 부으면서 그 부분이 건드려질 때마다 아픈 것이다. 이렇게 염증이 있는 상태에서 계속 사용하게 되면, 결국 연골이 닳고 깎여나가서 X-RAY상으로도 뼈 사이 간격이 좁아져 있거나 연골 부

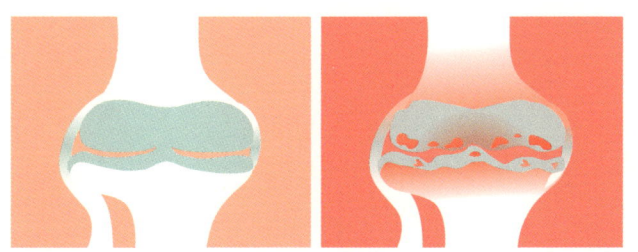

관절염

분의 뼈 모양이 지저분한 것이 확인된다.

그런데 디스크와 마찬가지로, 뼈 사이의 간격이 좁아지거나 이상해져 있어도 통증이 없는 사람들도 많다. 반대로 뼈 사이 간격이나 모양이 멀쩡한데도 아픈 사람들이 있다. 이런 경우는 퇴행성 관절염 때문에 아픈 것이 아니다. 관절 주변의 근육이나 인대, 힘줄에서 통증이 나타나는 케이스는 퇴행성 관절염 외에도 많기 때문이다. 다만 이 경우에는 영상검사를 하더라도 X-RAY에는 나타나지 않고, 심하지 않은 한 MRI나 초음파에도 잘 나타나지 않기 때문에 검사로는 진단이 어려울 수 있다.

대개 이런 경우엔 의사들이 "이상 없네요."라고 이야기하는데, 이 말이 상당히 찜찜하게 느껴진다. '나는 분명히 아픈데 이상이 없다니? 내가 걱정하는 큰 병이 아니라니 다행이긴 하지만, 그럼 난 왜 아픈 거냐고!'라고 생각하게 된다. 이것이 영상검사에만 의존할 때 생기는 맹점이다. 이럴 때는 의사가 직접 눌러보고, 만져보고, 환자를 움직여보게 하는 등 꼼꼼한 문진과 촉진을 통한 '이학적 검사'로 상태를 확인하는 것이 좋다.

성기의 감염으로 생기는 산욕열

출산 후에 여성의 성기가 상처를 통해 감염이 되면 체온이 상승

출산 후 100일, 통증을 잡으면 몸매가 달라진다

하는데, 이 때문에 열이 나는 것을 산욕열이라 한다. 예전에는 산모의 3대 사망 원인 중 하나였기 때문에 산욕열을 매우 위험한 질환으로 여겼지만, 요즘은 항생제의 발달 덕분에 생명에 미치는 위험은 많이 감소되었다. 하지만 대량의 항생제를 써도 열이 떨어지지 않는 경우가 간혹 있다. 산욕열의 원인이 세균 감염한 가지만이 아니라는 뜻이다.

보통은 정상 분만 후부터 10일 사이 하루에 4번 이상 체온이 38℃ 이상이 되면 산욕열로 진단한다. 분만 후 24시간이 지난 후에도 39℃ 이상의 열이 지속되면 감염됐을 가능성이 크다.

산욕열이 생기는 주요 원인으로는 피를 너무 많이 흘렸거나, 오로가 다 나오지 않은 채 배 속에 덩어리로 남아 있기 때문이다. 오로는 출산 후 약 4주 동안 자궁에서 나오는 피가 섞인 분비물을 말한다. 이 분비물은 자궁과 산도의 상처에서 나오는 혈액과 태반 찌꺼기, 자궁점막 조직 등이 섞인 것이다.

특히 제왕절개 수술 후에 열이 발생하기 쉬운데, 분만 후 24시간이 지나지 않았더라도 열이 많이 나면 산욕열로 이어질 수가 있으므로 일단 열이 나면 산욕열의 가능성을 생각하여 주의 깊게 관찰해야 한다.

생식기 감염이 아닌 신우 신장염, 감기, 폐렴 같은 증상으로 열이 나기도 하는데, 이때는 산욕열이라고 하지 않는다. 그 외에 젖이 많이 고여서 생기는 젖몸살이나 유방에 염증이 생기는 유선염, 골반 외의 혈전성 정맥염, 제왕절개 후 생기는 복벽 염증은 생식기 감염이 아니므로 열이 나더라도 산욕열에 해당하지는 않지만 주의해야 한다.

산욕기 감염으로 산욕열이 생기면 산모가 힘들어하고 몸살기로 고통스러워하는 경우가 많다. 이에 반해 단순히 진통중 탈진으로 열이 나는 경우나 유방에 염증이 없이 젖이 고여서 생기는 젖몸살일 때는 체온 상승은 있어도 대부분의 산모가 힘들어하지는 않는다. 그리고 건강한 전신 상태를 유지하기 때문에 걱정할 필요는 없다.

곤욕스러운 산후 치질과 요실금

올해 9월 첫아이를 출산한 환자 한 분이 혼자만의 고통으로 속 앓이를 하다 찾아왔다. 처녀 시절 치질 수술로 간신히 고통에서 해방되었는데, 출산 직후 다시 치질이 도져 화장실에 갈 때마다 곤욕을 치르기 때문이다. 설상가상 재채기를 할 때마다 소변도 찔끔찔끔 새는 증상이 나타나고 있어 짜증 지수가 나날이 높아지고 있었다.

만성 치질에 시달리는 여성들이 매우 많다. 치질 중에서도 항문 살의 일부가 돌출된 상태인 치핵일 경우가 많다. 치핵은 오랫

동안 앉아 있거나 선 자세, 임신이나 변비, 화장실에 오래 앉아 있는 배변습관, 유전적 소인 등이 주요한 원인이다.

특히 여성의 경우 임신과 변비가 원인인 경우가 많다. 임신 초기에는 항체호르몬 작용이 왕성해지면서 항문 조직이 부드러워진다. 그에 따라 출혈도 쉽게 생기고 변비도 잘 생긴다. 이렇게 치핵이 튀어나오기 쉬운 몸 상태인데, 출산 과정에서 힘을 주다가 항문에 무리가 가면 치핵이 튀어나오곤 한다. 게다가 출산 후 여성들은 육아와 살림에 지쳐 치질이 생겨도 병원에 가는 걸 미루는 이들이 많다.

임신 전 증상이 있다면 미리 치료를 한 후 임신하는 게 좋고, 산후에 증상이 나타나면 비데나 좌욕, 식이요법 등의 관리를 통해 증상을 완화시켜야 한다. 섬유소가 많은 과일이나 야채를 먹는 것도 도움이 된다. 치핵이 빠져나왔다가 저절로 들어가는 정도라면 좌욕이나 비데 사용으로 도움을 받을 수 있지만, 항문이 찢어지는 치열을 동반하거나 피가 나오는 상태에까지 이르면 수술이 필요할 수 있으니 미루지 말고 당장 병원으로 달려가자.

치질도 그렇지만 분만 직후 산모들이 많이 겪는 민감한 증상으로 요실금이 있다. 재채기를 하거나 웃을 때, 뛸 때 오줌이 찔끔 새어나오는 증상이다. 그뿐 아니라 걷거나 계단을 오르내릴 때, 운전할 때 소변이 나오는 것을 스스로 억제하지 못하면 요실금으로 봐야 한다.

대개 갱년기 이후 나타나는 증상으로 알고 있지만, 임신과 출산을 겪은 이후에는 연령과 관계없이 요실금 증상으로 고민하는 여성들이 있다. 대부분의 경우 임신중 증상이 나타나고 출산 이후 자연스럽게 사라지지만, 그렇지 않은 경우가 문제다. 출산을 경험한 여성의 40퍼센트가 요실금을 경험한다는 통계가 있을 정도다. 요실금 증상은 가끔, 조금씩 흘리는 경우에서부터 조절이 어려울 정도로 심각한 경우까지 다양하다.

요실금의 가장 큰 원인은 임신과 출산 과정에서 자궁과 질, 방광, 요도 주변의 근육이 늘어났기 때문이다. 아기가 상대적으로 크거나, 난산인 경우에 나타날 확률이 더 높다. 이때 늘어난 근육들은 시간이 지난다고 해도 완벽하게 이전의 모습을 회복하기 어렵다. 따라서 증상을 완화하기 위해서는 평소의 건강관리가 중요하다.

따뜻한 좌욕이나 한약재를 이용한 훈증, 케겔운동을 하면 좋다. 골반근육을 움직이는 케겔운동은 약해진 회음부나 자궁을 빠르게 회복하고 요실금을 예방할 뿐 아니라, 성기능 개선에도 효과적이다. 케겔운동은 숨을 들이마시고 멈춘 뒤, 질 또는 항문 주위를 5~10초 동안 당기는 느낌으로 수축한 뒤 숨을 천천히 내쉬면서 5~10초 동안 이완하는 운동이다. 이것을 하루 5분 이상씩 아침, 저녁으로 하면 좋다. 운동기구 없이 어떤 자세에서도 할 수 있는 운동이므로 생각나거나 여유가 있을 때마다 수시로 하자.

출산 후 100일, 통증을 잡으면 몸매가 달라진다

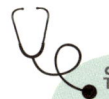
원장님, 궁금해요!

Q 출산 후 벌어지고 틀어진 골반은 저절로 모양이 돌아오나요?

A 임신과 출산 과정에서 여성들의 골반은 벌어지고 틀어집니다. 처음에는 골반 뼈만 약간 변형이 되지만 근육, 인대도 변형되어 굳어버리고 혈액이나 림프순환장애, 대사장애가 생기는 등 연쇄반응이 일어나면 여성의 골반은 점점 무너지게 됩니다. 이렇게 되면 저절로 모양이 돌아오기가 굉장히 어려워집니다.

골반이 틀어지면 척추가 변형되어 좌우 밸런스가 깨지고 골반통증, 허리통증, 무릎통증, 등통증, 목어깨통증, 두통 등으로 퍼져나갑니다. 게다가 비정상적으로 틀어진 골반이 내장을 압박해 변비나, 생리불순 같은 증상을 유발하기도 합니다. 골반이 벌어지면서 골반근육이 늘어나 요실금, 골반통 등이 생길 수 있고, 혈행이 나빠짐에 따라 신진대사가 저하되어 하체부종이나 하체비만을 가져오기도 합니다. 골반이 틀어진 상태로 변형되면서 다른 문제들을 일으키기 때문에 출산 후 최대한 빨리 잡아주는 것이 좋습니다.

아이만 생각하다 엄마는 뒷전, 산후우울증

> 생후 한 달 된 아이를 둔 21세 아기 엄마입니다. 작년까지만 해도 친구들과 자주 만나 술도 먹고 클럽에 놀러 다니기도 했는데, 아이 낳고서는 창살 없는 감옥에 사는 것 같아요. 뚱뚱해진 제 몸도 싫고 하루 종일 아이 모유 물릴 때면 젖 먹이는 기계가 된 것 같기도 하고요. 왜 이렇게 결혼을 빨리 했을까. 왜 이렇게 아기를 빨리 가졌을까 하는 후회뿐이에요. 요샌 남편 얼굴도 보기 싫고. 매일 눈물만 나요.

아기가 울면 같이 울어요

"몸이 너무 아프고 피곤하니까 아이가 울면 안아주기도 힘들고 그냥 같이 울고 싶어요." "젖 먹이는 기계로 전락한 거 같고, 가슴이 답답한 게 계속 눈물만 나요." 산후조리 과정에서 산후풍에 시달리는 산모 중 이런 이야기를 하는 이들이 많다. 주변에서는 "혼자 애 낳은 것처럼 왜 이리 유난이냐."라며 산후풍이나 산후우울증을 별것 아닌 꾀병처럼 치부하는데, 절대 우습게 볼 일이

출산 후 100일, 통증을 잡으면 몸매가 달라진다

아니다.

아기는 24시간 울어대고 엄마는 한시도 눈을 떼지 못한 채, 아기에게만 매달려 있어야 한다. 외출을 한다거나 친구를 만나 차 한잔 마신다는 것은 그야말로 사치다. 그뿐인가. 아기를 안아주고 씻겨주고 먹여주고 하다 보면 끼니를 거르는 것은 예사다. 제대로 상을 차려놓고 먹기도 힘들고 그저 국이나 물에 밥을 대충 말아서 김치 하나 두고 후루룩 마시는 정도다. 이러다 보니 제대로 된 영양공급도 어려운 데다가 즐거운 식사를 통한 스트레스 해소도 어렵다.

산후에 몸조리도 제대로 못한 상태에서 육아의 책임을 져야 하니 손목, 팔, 허리, 골반, 무릎, 머리까지 안 아픈 데가 없다. 기저귀 갈아주고 젖 먹이느라 한밤중에도 수시로 일어나는데 몸까지 불편하면 매일 잠을 설치게 된다. 결국 피곤에 짜증까지 누적되면서 어느새 감정은 불안정해지고 만다. 몸은 몸대로 마음은 마음대로 힘들고, 육아에 대한 자신감도 없어지면서 정신적인 스트레스까지 가중되는 것이다.

게다가 하루 종일 집에 있다 보니 대화 상대도 없다. 같이 있는 아기는 울고 웃는 것 말고는 의사소통을 할 수가 없으니 말이다. 배 나오고 살도 처진 아줌마 몸매가 되고 나니 매력적인 여자로서의 인생도 끝난 것 같고, 사회와도 단절되는 느낌을 지울 수 없다. 종일 아이랑 씨름하다 보면, 나름대로 직장에서 격무에

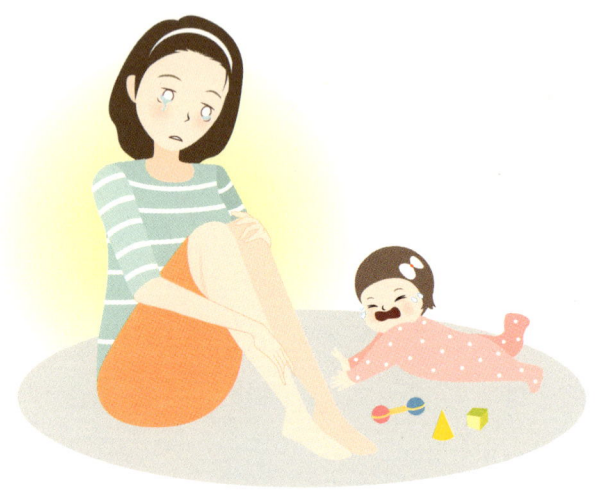

시달리다가 집에 온 남편이 조금만 섭섭하게 해도 짜증이 난다. 또 육아에 무관심해 보이는 남편에게 싫은 소리가 절로 나온다.

아기 엄마 10명 중 9명이 산후우울감을 경험한다는 조사도 있다. 다행히 이런 일시적인 우울감이나 불안감은 대부분의 산모가 출산 후 잠깐 경험하다가 곧 정상적인 상태로 돌아온다. 때문에 출산 후 산모의 산후우울감이나 불안감만 갖고 병이라고 할 수는 없다. 그러나 매일 한두 번 이상 울 정도의 우울감이 일주일 이상 지속되거나 주에 2, 3회 이상씩 지속된다면 중증우울증으로 발전할 수 있으니, 본인도 가족도 각별한 주의가 필요하다.

출산 후 100일, 통증을 잡으면 몸매가 달라진다

✔ 산후우울증 체크리스트

☐ 지난 일주일간 숙면을 취한 적이 세 번 이하다.

☐ 하루에 한 번 이상 운다.

☐ 남편이나 같이 사는 가족에게 자주 짜증을 부리거나 소리를 지른다.

☐ 타인과 수다나 대화를 하는 시간이 하루 10분 이하다.

☐ 어떤 일이 잘못되었을 때 필요 이상으로 자신을 탓한다.

☐ 제대로 차려놓고 여유 있는 식사를 하루 한 번도 못하는 날이 많다.

☐ 성욕이 거의 없다.

☐ 평소에 좋아하는 음식을 봐도 입맛이 당기지 않는다.

☐ 몸이 항상 무겁고 쑤신다.

☐ 슬프고 비참하다는 느낌이 든다.

☐ 자신은 물론 아이에게도 해를 입힐까 걱정이 된다.

☐ 자해하고 싶은 충동을 느꼈다.

☐ 죽고 싶다는 생각이 든다.

❋ 결과

• 0~2개 : 비교적 편안한 상태

• 3~5개 : 주의와 함께 주변의 관심과 배려가 필요한 상태

• 6~8개 : 치료 상담 내지는 치료가 필요한 상태

• 9~12개 : 정상적인 육아 및 생활이 불가능할 정도로 심각한 사태

산후우울감과 달리 산후우울증은 산모들의 10~15퍼센트 정도가 겪는 현상이라고 한다. 우울함이 오래 지속될 경우에는 자연스레 좋아질 거란 생각으로 방치하지 말고, 본인이 힘든 상황이라는 것을 받아들이고 가까운 가족에 알려 적극적으로 도움을 요청하자. 정상적인 육아가 불가능할 정도로 우울한 증상이 심하거나 지속적인 우울감이 한 달 이상 지속된다면 전문가의 상담치료를 받거나, 수유를 중단하고서라도 약물치료를 받는 것을 고려해야 한다.

엄마가 웃어야 아기도 웃는다

산후에 느끼는 우울감은 출산 후 여성에게서 나타나는 자연스러운 과정인데, 이 우울감과 산후우울증은 구분이 필요하다. 산후우울감은 출산 후 3~5일 사이에 최고조에 달했다가 1~2주가 지나면 자연스럽게 사라지거나 가끔씩만 짧게 나타난다. 그러나 산후우울증은 대개 산후 4주를 전후로 발병하며, 산모의 약 10~15퍼센트 정도가 이에 해당한다. 호들갑을 떨 필요는 없지만 이들 중 심각한 수준으로 발전하는 사람도 있으니 가볍게만 치부할 일은 아니다.

산모들이 우울한 감정을 느끼는 이유는 출산 후 여성호르몬의

124

급격한 변화 때문이라고 보는 견해가 많다. 그 외에 환경적인 변화도 산모를 우울하게 한다. 몸은 여기저기가 아픈데 하루 종일 아이에게 매달려 있어야 하고, 외출도 못한 채 세상과 단절되니 심신이 지치는 것이다. 또 아이에 대한 책임감이 막중한 부담으로 작용할 수도 있다.

얼마 전 쌍둥이를 출산한 한 산모가 이렇게 하소연했다. "남편이 경찰관이라 2교대 근무를 하는 데다 밤늦게 들어올 때가 많아요. 아이 둘을 거의 혼자 보다시피 하니 너무 버거워요. 친정어머니는 몇 년 전에 돌아가셨고, 시어머니도 가게를 하시기 때문에 아이를 봐주실 형편이 못 되거든요." 가족이나 지인이 육아를 도와주는 경우에는 덜하지만, 그렇지 못한 경우에는 스트레스가 더 커질 수 있다.

산후우울증은 산모뿐 아니라 아이에게도 큰 영향을 미치기 때문에 주변 사람들의 각별한 관심과 배려가 필요하다. 아이가 이 시기에 엄마와 어떻게 관계를 맺느냐에 따라 타인과의 관계가 원만해지느냐 그렇지 않으냐가 결정된다고 해도 과언이 아니다. 엄마가 산후우울증을 앓게 되면 아이의 행동에 적절하게 반응을 해주지 못하고 정상적인 육아가 불가능하다. 그러면 부모와 애착관계를 제대로 형성하지 못할 수 있고, 이는 아이의 정서 및 발달장애로 이어질 수도 있다.

다행히 산후우울증은 증상의 심각성에 비해 치료가 잘 되는 편이니 방치하지 말고 치료를 받도록 하자. 우울증이 악화되면 '산후정신증'으로 발전해 영유아 살해나 자살처럼 극단적인 행동을 하는 경우도 있다. 이런 비극이 발생하는 것을 막기 위해서라도 주변에서는 산모의 상태를 잘 살피고 만일 우울증 양상이 심각해진다면 즉각적으로 전문가를 찾도록 해야 한다.

무엇보다도 산모가 우울증을 느낄 때는 주변 사람들의 관심과 배려가 중요하다. 홀로 있다는 고립감, 육체적 피로감 등을 덜 수 있도록 도와주어야 한다. 몸이 아프다면 치료를 받는 게 우선되어야 하며, 육아의 책임이 엄마 혼자만의 것이 아님을 알려주고 육아나 가사에 도움을 받을 수 있도록 하자. 잠깐씩이라도 휴식을 취하게 해주고, 외출을 하거나 친구와 만날 수 있게 해주는 것도 좋다. 남편을 비롯해 가족과 친구들이 산모의 상황을 이해하고 지지해줄 때 산모도 긴장을 풀고 마음의 여유를 가질 수 있다.

아빠에게도 산후우울증이 온다

산후우울증을 여자들의 전유물처럼 여기지만 사실 남자들도 산후우울증을 겪는다. 최근 방송에서는 사회적 능력, 경제력을 다 지녔으면서 육아도 잘하는 슈퍼대디들이 롤모델이 되고 있지만, 현실 속 아빠들의 실정은 사뭇 다르다. 미국의 한 연구에 따르면

신생아가 있는 아빠의 62퍼센트가 산후우울증 초기 증상을 경험한다고 한다. 또 2~10퍼센트는 좀더 심각한 단계인 산후우울증을 호소하고 있다.

직접 애를 낳지도 않은 아빠들은 왜 산후우울증에 걸리는 걸까? 남성의 산후우울증이 생기는 원인은 크게 네 가지로 생각해볼 수 있다.

첫째, 피로와 수면부족이다. 낮에는 엄마들이 아기와 씨름을 하니 아빠도 퇴근해서는 아기 보기를 분담해야 한다. 기저귀도 갈아주고, 목욕도 시켜주고, 한밤중에 아기가 울면 일어나서 우유를 먹이기도 한다. 그러다 보니 피곤이 쌓이고 잠도 부족해지면서 엄마 못지않게 피로에 시달린다.

둘째, 심리적인 부담이다. 아기가 태어나면서 환경도 달라지고, 가족을 부양해야 한다는 부담감이 "내가 과연 좋은 아빠, 좋은 가장이 될 수 있을까?" 하는 불안감으로 이어진다. 초보 아빠가 육아와 직장생활을 병행하려면 심신의 피로감도 높아질뿐더러 여성에 비해 감정을 잘 드러내지 않는 남성 특유의 성향도 문제다. 억눌린 불안감과 우울감이 어느 순간 공격적으로 드러날수 있기 때문이다.

셋째, 사회적인 요인이다. 육아에 따른 경제적 부담감, 양육에 대한 불안, 달라진 성역할 등을 들 수 있다. 불과 몇십 년 전만 해도 육아의 책임은 주로 여자들에게 쏠려 있었다. 그러나 최근에는 육아의 책임이 더 이상 여성만의 것이 아닌 분위기가 됐다. 사회적 흐름은 바뀌고 있는 데에 반해 좋은 아버지의 역할, 실전 육아법 등을 배우지 않고 자란 탓에 모든 점에서 미숙하다. 게다가 딱히 조언을 구할 곳도 없으니 스트레스가 가중되는 것이다. 또한 아기 엄마 혼자 아기를 돌보고 있기 때문에 야근도 눈치 보이고, 퇴근 후 친구들을 만나거나 주말에 하던 취미생활을 할 엄두도 못 내다 보니 직장과 집에서 받는 스트레스를 해소할 기회가 없다.

넷째, 외로움이다. 아내는 출산한 이후 모든 관심을 아이에게 쏟는다. 아기가 세상에 나오기 전까지 아내가 가장 사랑하고 소중히 여기는 사람은 남편이었지만, 출산 이후에는 아기가 이 자리를 대신한다. 아기 엄마는 남편과 부부관계는 물론 스킨십을 하는 것조차 귀찮아할 때가 많다. 이렇게 아내의 관심사가 아기에게로 쏠리면 남편은 서서히 소외되다가 외로움을 느끼게 된다.

아빠의 산후우울증을 가볍게 넘길 수 없는 것은 엄마의 우울증 못지않게 아기에게 부정적인 영향을 미치기 때문이다. 산후우울증을 겪는 여성들이 불안해하거나 무기력증에 빠지는 것과 달리 남성들은 공격적인 감정 상태를 보이기 쉽다. 따라서 아이의 정서발달에 미치는 부정적인 영향이 더 클 수밖에 없다.

관심의 사각지대에 놓인 남편에게도 관심을 기울이도록 하자. 아기 아빠가 아닌 남자로서도 대해주자. 만일 산후우울증 증세

출산 후 100일, 통증을 잡으면 몸매가 달라진다

를 보인다면 일과 가정에서 잠시 벗어나 남편 혼자만의 시간을 갖게 해주는 것도 좋다. 육아와 살림을 분담하되 남편이 잘해낼 수 있을 정도의 적정선을 제시하자. 물론 남편들도 노력해야 한다. 육아를 스트레스가 아닌 단란한 가정을 꾸리는 하나의 과정으로 받아들이고 적극적으로 참여해보자. 특히 아빠의 육아 참여가 아이 정서 형성에 많은 영향을 미치고 화목한 가정이 되기 위한 초석임을 잊지 말아야 한다.

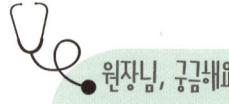

Q 남편들도 산후우울증에 걸린다는 이야기를 들었는데 사실인가요?

A 산후우울증은 아빠들에게도 찾아올 수 있습니다. 임신과 출산을 겪는 여성들처럼 급격한 신체 변화나 호르몬 변화를 겪는 것은 아니지만, 남자들이 느끼는 심리적 부담감은 상당합니다. 특히 임신했을 때보다 출산을 하고 나서 정서적으로 불안함을 겪는 경우가 많은데, 아기가 배 속에 있을 때는 실감을 못하고 있다가 태어난 아기를 보고서 현실을 맞닥뜨리게 되기 때문입니다.

좋은 아빠가 되어 양육을 함께하고, 가족을 부양해야 한다는 부담감은 남자를 당황시킵니다. 경제적으로 쪼들리거나 직장생활이 불안정하다면, 이 부담감은 더욱 증폭될 수 있습니다. 또 온통 아기에게만 쏠리는 아내와 가족들의 관심 때문에 느끼는 소외감도 우울증으로 연결될 수 있습니다.

남자들은 여자들에 비해 감정 표현에 서툴러 우울감이 찾아와도 숨기려는 경향이 강한데, 내재해 있던 우울감이 폭력적으로 나타날 수도 있으니 각별히 주의해야 합니다. 이럴 때는 남편이 휴식을 취하도록 혼자만의 시간을 주는 것이 필요합니다. 아니면 남편에게 좀더 관심과 애정을 갖고 육아에 적극 참여시켜, 소속감을 느끼게 하는 것도 좋습니다. 이때 아내들이 마음에 들지 않는다고 지적하고 짜증을 부리기보다는 잘하고 있다고 칭찬하며 북돋워주면 우울증을 극복하는 데 도움이 됩니다.

산후우울증 대처법

산후에 나타나는 엄마와 아빠의 우울증은 호르몬의 영향 때문이기도 하지만 실상은 환경적, 심리적 변화가 가장 큰 원인이다. 따라서 불안함이나 고립감을 느끼지 않도록 주변에서 관심을 갖고 배려해주는 것이 필요하며, 가장 중요한 것은 당사자가 자신의 상태를 인지하고 도움을 요청하는 것이다.

가벼운 운동이나 외출 등을 통해 기분을 전환하고, 우울감이 심각하다면 잠시 아기와 떨어져 있는 것도 좋다. 이때 남편이나 가족 등 주변인들의 도움과 이해, 배려가 절대적으로 필요하다.

- ❒ 우선 자신의 상태를 먼저 파악하는 게 중요하다.
- ❒ 우울감이 지속된다면 가족이나 주변사람에게 알리고 도움을 요청하자.
- ❒ 이 시기에는 남편의 도움과 역할 분담이 무엇보다 중요하다.
- ❒ 균형 잡힌 식사를 한다.
- ❒ 기분을 좋게 만드는 음악을 들으며 행복한 생각을 한다.
- ❒ 몸이 아프거나 신체적인 불편함이 있다면 이에 대한 치료부터 하자.
- ❒ 기분전환을 위해 외출을 하거나 친구들과 대화를 나누도록 하자.
- ❒ 틈틈이 전화나 SNS 등을 통해 가족, 친지들과 소통하자.
- ❒ 아기와 잠시 떨어져 있거나 휴식을 취하는 것도 좋다.
- ❒ 스트레칭이나 산책 등 가벼운 운동을 하는 것도 도움이 된다.
- ❒ 우울증상이 심각하다면 상담을 받거나 전문가의 도움이나 치료를 받도록 한다.

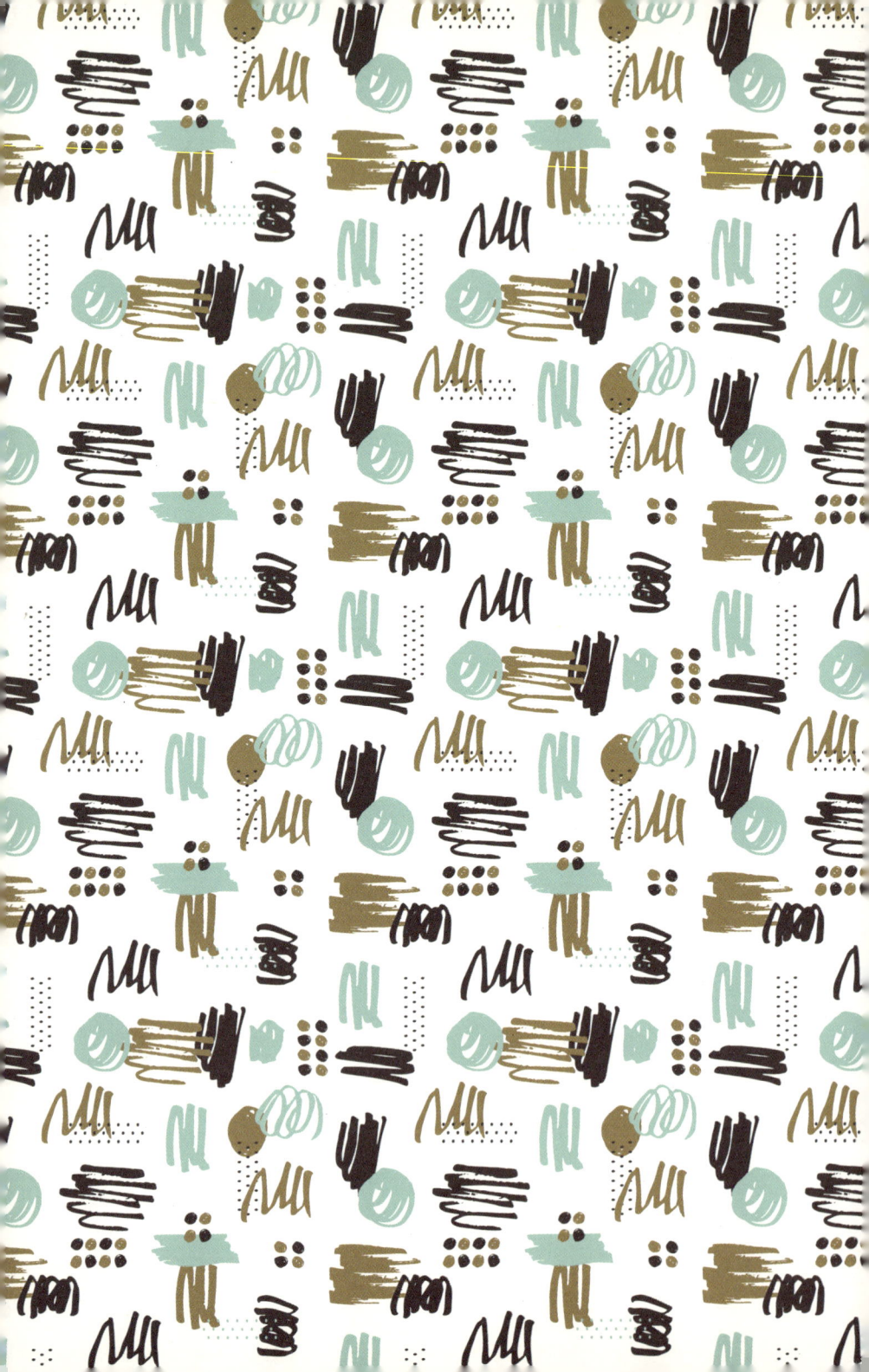

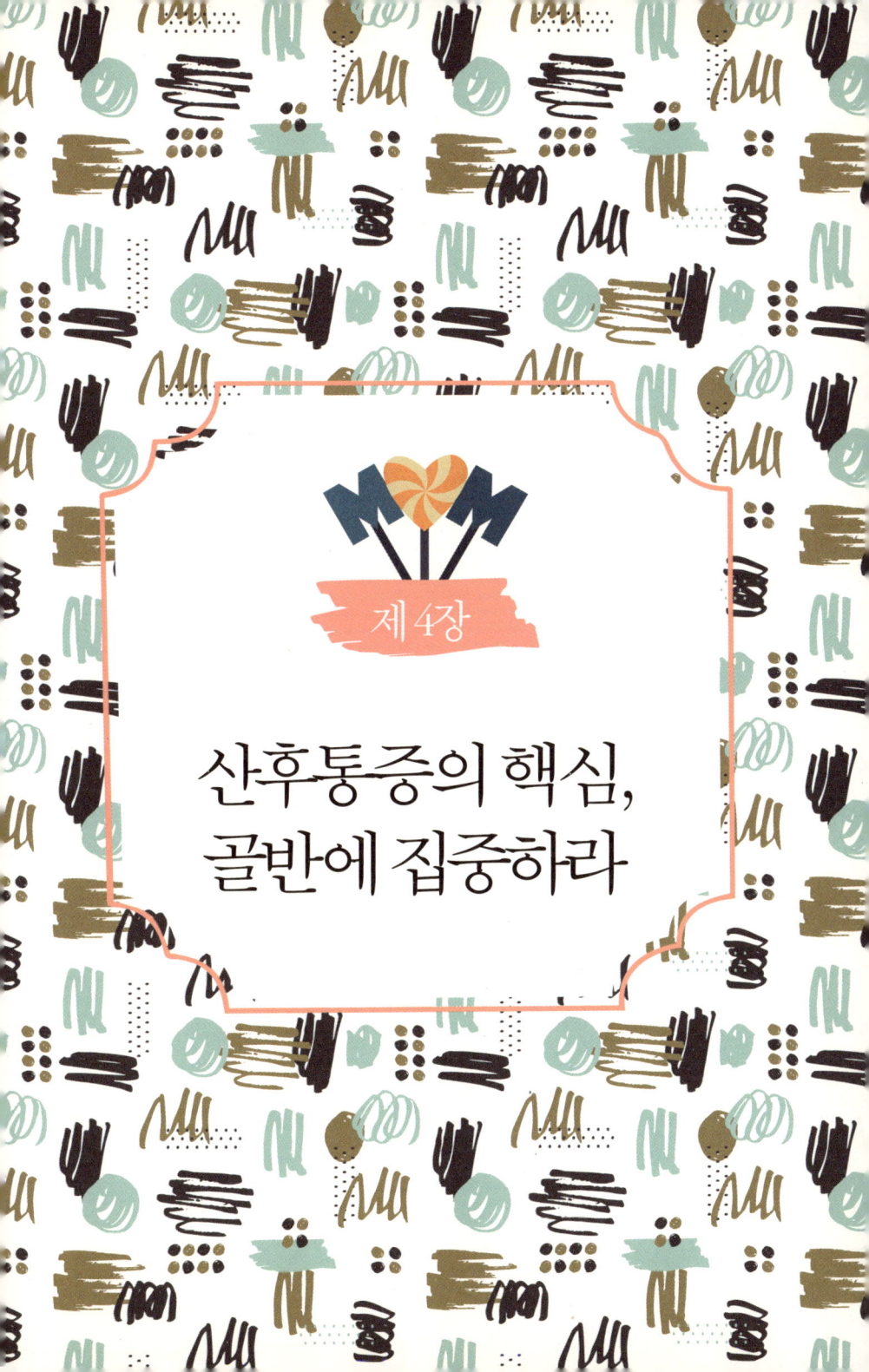

제 4장

산후통증의 핵심,
골반에 집중하라

언제, 어떻게
치료를 받아야 할까

아이 낳은 지 3주쯤 됐을 때부터 꼬리뼈가 아프기 시작했어요. 처음에는 앉았다 일어날 때 뻐근한 통증이 있더니 이제는 10분 넘게 못 앉아 있겠어요. 쿡쿡 쑤시는 느낌이 들면서 통증이 점점 심해져서 앉기가 무서워요. 지난 주 내내 꼬리뼈 아픈 것만 신경 쓰이고 계속 걱정이 돼요. 시간이 지나면 괜찮아진다고도 하고 몇 년째 계속된다는 사람도 있던데, 이러다가 혹시 평생 꼬리뼈 통증에 시달려야 하는 건 아닐까요?

출산 후 꼭 먹어야 하는 한약

아이를 낳은 후 산후 회복을 위해 한약을 먹는 산모들이 많은데 산후에 복용하는 한약의 처방은 세 가지 단계로 나눌 수 있다.

첫 번째 단계는 보통 출산 직후, 출산 과정에서 생기는 '어혈(瘀血)'을 제거하기 위한 한약'이다. 어혈은 출산 과정에서 정도의 차이가 있을 뿐 피할 수 없는 증세다. 어혈이란 체내에 혈액이 제대로 흐르지 못하고 쌓여 있거나, 머물러 있는 것을 말하는

134

데, 일반인들은 '나쁜 피' 혹은 '죽은 피' 등으로 알고 있는 경우가 많다.

어혈은 몸에 문제가 있어 생기는 결과물인 동시에 그 자체가 다른 병의 원인이 되기도 한다. 임신중에는 배 속의 태아로 인해 혈액순환이 원활하지 못하고, 출산 때는 자궁에 남아 있는 태아부속물과 출혈로 응어리진 혈액 찌꺼기가 모체의 혈액순환을 방해할 수 있다. 이러한 어혈이 제대로 제거되지 않는다면, 출산 후에 복통이 자주 생기거나 출혈이 지속될 수 있고 관절이나 허리·골반의 통증이 나타날 수 있다. 또한 자궁의 기능 자체가 나빠져 생리불순이나 불임, 난산 등으로 이어질 수도 있다.

그래서 산후에는 가장 먼저 어혈을 풀어주는 한약을 복용하는 것이다. 출산 후 초기(한 달 이내)에 어혈을 제거하는 한약 처방을 하면, 어혈이 풀어지고 혈액의 흐름이 좋아지면서 출산 후 하복부의 통증이 개선된다. 자궁의 수축도 잘 되고 오로도 빨리 빠

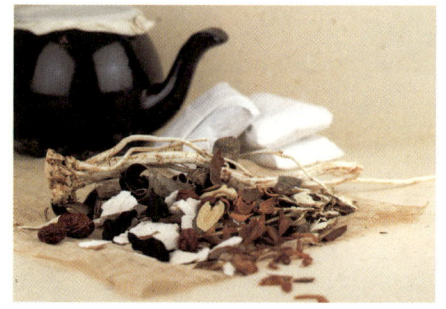

지면서 자궁 기능이 금세 회복될 수 있다.

　두 번째 단계는 우리가 흔히 알고 있는 '산후 보약'이다. 임신 중에는 활동에 제약이 많고 몸도 무거워서 움직임 자체가 부담이 되면서 몸에 무리를 준다. 게다가 출산은 그 자체만으로 임신 과정과는 또 다른 체력 소모를 요하는 힘든 일이다. 이로 인해 기운이 많이 빠지고 출혈도 생기면서 산모의 기혈이 모두 약해진다. 특히 평소에 몸이 약했던 산모나 출산의 경험이 있는 산모의 경우에는 기력이 더 많이 떨어지고 혈액순환이 잘 되지 않아 산후풍에 시달릴 가능성이 크다. 이럴 때 먹는 산후 보약은 허해진 몸을 보충해주고, 육아를 위한 체력을 키워주는 역할을 한다. 이때는 일반적인 보약처럼 녹용을 넣어서 처방하는 경우가 많다.

　세 번째 단계는 산후통증에 시달리는 산모들을 위한 통증치

Tip. 산후보약 3단계

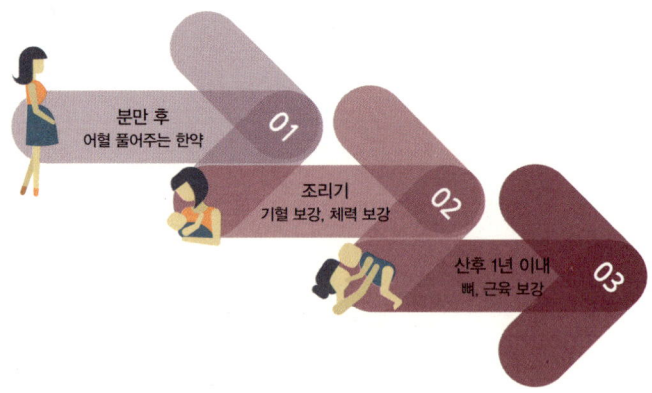

분만 후
어혈 풀어주는 한약
01

조리기
기혈 보강, 체력 보강
02

산후 1년 이내
뼈, 근육 보강
03

출산 후 100일, 통증을 잡으면 몸매가 달라진다

료용 '관절 보약'이다. 산후통증은 임신과 출산 과정에서 관절이 약해지고 틀어지면서 생기는 증상이다. 이때 쓰는 처방은 기운을 차리게 하는 보약이라기보다는 관절들을 강화시켜주는 관절 보약이라고 보면 된다.

임신과 출산 과정에서 관절 주변의 근육, 인대, 힘줄이 약해지는데 이는 단순히 휴식을 취하거나 운동을 한다고 쉽게 강화되지 않는다. 그리고 안타깝게도 아직은 인대 및 힘줄을 확실하게 강화시켜주는 약이나 건강보조식품이 없다. 한의학에서는 이런 경우 간장과 신장 기능을 보강하며 뼈와 근육을 강화한다고 알려진 보간신강근골(補肝腎強筋骨 : 뼈와 근육을 튼튼하게 하는) 효과가 있는 약재들 위주의 약을 처방하는데, 이 약들은 약해진 인대와 힘줄을 강화하는 데 큰 도움을 준다.

이 세 가지 단계의 처방은 각각 치료 목적이 다른 처방들이기 때문에 개개인의 상태나 치료 목표, 그리고 시기에 따라 적절히 처방받아서 복용하면 상당히 도움이 된다.

틀어진 골반과 척추를 잡는 추나요법

추나요법의 추나는 '밀 추(推)'와 '붙잡을 나(拏)'라는 의미로 구성되어 있다. 말 그대로 우리 몸을 손으로 밀면서 문지르거나 붙

잡아 당기면서 관절과 체형을 교정하고 통증을 개선하는 치료법을 말한다.

추나요법은 보통 두 가지로 분류되는데 첫 번째는 '정골추나요법'이다. 일반적으로 알려진 추나요법이 바로 이 정골추나요법인데, 시술자가 환자의 관절을 이동시켜 비틀림을 재정비하거나 변형시키는 직접적인 기법이다. 교정시 관절에서 '뚜둑' 하고 소리가 나거나 추나 베드의 반동을 이용해서 '쿵' 하고 치는 치료법이다.

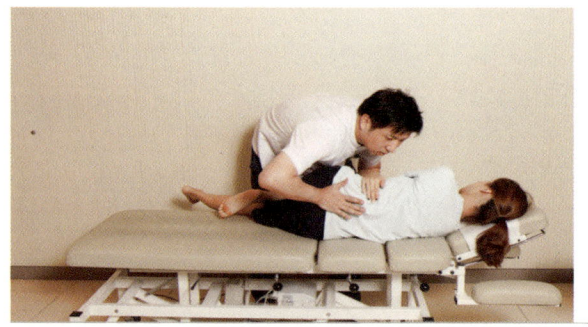

정골추나

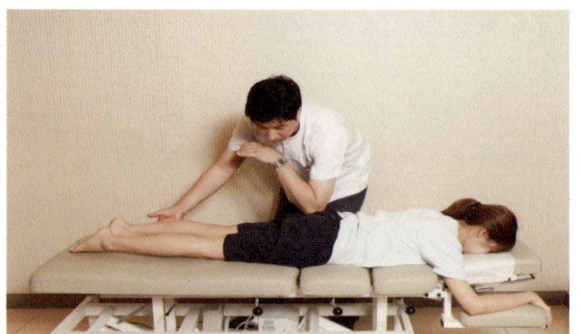

경근추나

출산 후 100일, 통증을 잡으면 몸매가 달라진다

Tip. 정골추나 vs 경근추나

	정골추나	경근추나
방법	뚜뚝 하는 소리가 나게 관절을 움직이거나 침대를 이용하여 쿵 치는 방법	손이나 팔로 부드럽게 누르고 문지르고 당겨주는 방법
적용대상	척추, 통증 질환 및 체형 불균형	척추, 통증 질환 및 체형 불균형 정골추나 시행이 어려울 경우
적용대상	성장기, 노년기, 산전산후	없음(남녀노소, 산전산후 모두 가능)
효과	직접적인 뼈, 관절 교정	근육, 근막, 인대 위치 조정 경근, 경혈 자극 기혈 소통

두 번째는 '경근추나요법'이다. 정골추나요법과는 달리 부드
럽게 누르고 문지르는 치료요법이다. 근육·인대·근막 등 신체
의 연부조직에 가하는 추나로, 염증과 울혈을 줄이고 근육이나
인대의 뭉친 부분을 풀어주거나 늘어진 부분을 당겨서 치료한
다. 이를 통해 척추와 관절 기능을 개선하는, 마사지처럼 부드러
운 형태의 치료법이다. 그래서 관절이 약해져 있는 산모들의 경
우에는 정골추나보다는 경근추나요법 위주의 치료가 적합하다.

이런 치료법들은 척추와 골반을 교정하고 짧아지거나 약해진
근육들을 늘려주고 당겨주면서 통증을 줄여준다. 또한 체형을
바로잡아 임신 전의 정상적인 체형으로 만들어주며, 틀어지고
벌어진 골반을 바로잡아 몸매 교정에도 큰 도움을 준다.

추나요법을 제대로 받으면, 뻣뻣해서 잘 안 움직이던 목이나
아파서 펴기 힘든 허리도 치료 후에 바로 움직임이 좋아지는 것

을 경험할 수 있다. 뿐만 아니라 골반이 틀어지거나 처져서 움직일 때마다 시큰거리는 경우에도, 한 번의 치료만으로 처졌던 골반이 올라오거나 바로잡힐 수 있다. 하지만 단 1회의 치료로 좋아졌다고 해서 효과가 계속 유지되거나 충분한 치료를 받았다고 보기는 어렵다. 증세가 가벼운 경우에는 1~2회만으로도 가능하지만, 제대로 된 치료 효과를 보기 위해서는 지속적이고 충분한 치료가 필요하다.

특히 산모들은 약해지고 틀어진 관절을 그냥 놔두면, 자세가 점점 나빠지고 근육도 긴장되면서 통증이 심해진다. 이럴 때 추나요법으로 치료를 받으면 틀어진 관절이 바로잡히고, 긴장된 근육이 풀어져 통증도 개선되고 자세도 좋아진다. 자세가 잡히다 보면 자연히 몸속 순환도 개선되면서 부종도 덜하고, 수면의 질도 높아져서 컨디션이 좋아질 수 있다. 그래서 출산 후 골반이 틀어지고 벌어진 것을 바로잡기 위한 치료로는 추나요법만 한 게 없다.

간혹 "출산 후에 관절이 약해졌는데 추나치료를 받다가 오히려 관절이 상하는 게 아닐까요?" 하며 걱정하는 산모들이 있다. 하지만 관절이 약해져 있고 말랑말랑할 때 오히려 치료가 더 잘된다. 단, 산모를 치료한 경험이 충분한 의사에게서 경근추나요법 위주의 치료를 받는 것이 가장 바람직하다.

산모들 중 통증이 심한 경우라면, 출산 다음 날이라 할지라도

출산 후 100일, 통증을 잡으면 몸매가 달라진다

하루 빨리 치료를 받는 것이 좋다. 하지만 일상생활이 지장 받을 정도로 심한 통증이 아니라면 보통 삼칠일이 지나서 자궁이나 회음절개, 제왕절개한 부위가 회복되고 난 후부터 치료받기를 권한다. 중요한 것은 관절이 굳기 전, 적어도 6개월 이내에 치료를 받는 것이 좋다는 것이다. 그리고 6개월 이후라도 통증이나 불편함이 지속된다면 한시라도 빨리 적절한 치료를 받아야 한다.

약해진 인대, 근육을 강화시키는 침요법

산모들은 임신과 출산 과정에서 인대와 힘줄, 근육들이 약해진다. 산후에 이를 제대로 강화하지 않으면 산후풍을 앓게 되고 자칫 잘못하면 평생 만성 통증을 겪을 수도 있다. 그나마 근육은 운동을 해서 강화할 수 있지만, 인대와 힘줄은 운동만으로는 쉽게 튼튼해지지 않는다. 쉬고 있으면 통증이 덜 하다가도, 조금만 활동을 하거나 자극이 가해지면 약해진 인대와 힘줄은 금방 아파올 수 있다. 그렇다면 인대와 힘줄을 강화하기 위해서는 어떻게 해야 할까?

인대와 힘줄을 강화하는 데는 한약 처방, 약침 외에 침이나 물리치료와 같은 물리적인 자극도 도움이 된다. 초음파를 통한 열자극을 하면 혈액순환이 개선되고 회복을 촉진시킬 수 있다. 침

치료를 통해서 좋지 않은 부위의 기혈순환을 개선해 인대와 힘줄 강화에 도움을 받을 수도 있다. 침으로 직접 아픈 인대나 힘줄을 건드려줘서 회복을 촉진시키는 것도 가능하다.

인대와 힘줄을 강화하는 약을 직접 복용하는 것 외에 약침의 형태로 이용해도 도움이 된다. 약침은 한약물을 용도에 알맞게 정제하여 경혈에 주입해서 질병을 치료하는 침요법이다. 인대와 힘줄이 약해져 통증이 심할 때는 뼈와 근육을 튼튼하게 하는 효과가 있는 약재들을 아픈 부위에 약침 형태로 놓아주면 치료에 큰 도움이 된다.

만약 인대와 힘줄이 충분히 강화되었고 아물 만큼 아문 것 같은데도 계속 아프고 뻐근하며, 움직일 때 걸리거나, 늘어나지 않는다면 이때는 약간 다른 치료 방법을 써야 한다. 이는 다친 조직이 회복되는 과정에서 깔끔하게 아물지 못하고 서로 들러붙는

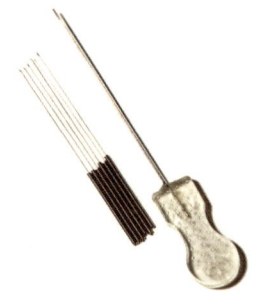

도침과 일반침

출산 후 100일, 통증을 잡으면 몸매가 달라진다

'유착 상태'가 되어 아픈 경우로, 만성적인 통증으로 이어질 수 있다. 근육, 인대, 힘줄 같은 조직들은 옷감의 실처럼 여러 결로 이루어져 있는데 상처가 나거나 염증이 생긴 후 아무는 과정에서 그 결들이 서로 엉켜 붙어버리는 것이다.

가벼운 유착의 경우는 침치료를 하거나, 스트레칭 또는 인대와 힘줄의 근막 조직을 늘려주고 당겨주어 풀어주는 경근추나요법으로도 해소된다. 하지만 유착이 심한 경우에는 일반적인 치료보다는 '도침요법'이 효과적이다.

도침요법은 침 끝이 날처럼 되어 있어 엉키고 들러붙어서 유착된 조직들을 직접 떼어주어 깔끔하게 아물 수 있도록 도와준다. 물론 이때에 어혈 제거에 효과가 있는 약재들로 약침을 같이 놔주면 더욱 큰 효과를 볼 수 있다.

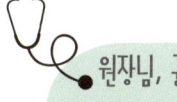

원장님, 궁금해요!

Q 침치료 외에 집에서 간단하게 할 수 있는 지압법 같은 건 없을까요?

A 일반적인 마사지는 근육을 이완시키고 순환을 개선시키는 것이 목적입니다. 보통 뭉치고 아픈 부위를 찾아서 꾹꾹 누르거나 문지르는 것을 통해서 증상이 개선될 수 있습니다(너무 고통스럽지 않은 수준에서 하면 됩니다). 하지만 단순히 뭉치거나 경직된 수준을 넘어서 엉키고 달라붙거나 굳은살처럼 뻣뻣하게 변한 경우에는 이완만으로는 부족하므로, 강한 마찰 마사지를 하는 것이 바람직합니다.

산후 여성의 골반은
어떻게 달라지나

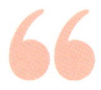

출산한 지 6개월 된 39살 산모예요. 한 달쯤 되니까 아기를 안을 때마다 허리가 아프기 시작하더니, 요즘엔 머리 감기조차 어려울 만큼 통증이 심해졌어요. 차라리 일을 하는 게 낫겠다 싶어 출산 4개월째부터 출근하고 있는데, 출근해서 아기를 안을 필요가 없으면 좀 덜 아플 줄 알았는데 그렇지가 않네요. 사무실 의자에 앉아 있기가 힘들어서 업무에도 지장이 있어요. X-RAY도 찍어 보고 MRI도 찍어 봤지만, 골반이 약간 틀어진 것 말고는 별 다른 이상이 없대요. 왜 이런 건지 이유라도 알았으면 좋겠어요.

골반, 제대로 들여다보자

골반은 척추와 더불어 뼈대의 중심이라 할 수 있다. 척추의 기초에 해당하는 역할을 하고 골반 안팎으로 많은 근육들이 붙어 있으며, 우리 몸의 전체적인 균형 및 자세 유지와 다리 움직임의 중심이 된다.

골반은 척추와 다리를 이어주는 부분으로 2개의 볼기뼈(무명골, 관골)와 엉치뼈(천골), 그리고 꼬리뼈(미골)로 이루어져 있다.

출산 후 100일, 통증을 잡으면 몸매가 달라진다

척추에서 전달되어 내려오는 체중이 엉치뼈를 거쳐 양측 볼기뼈 (무명골)로 전달되면서 체중을 지탱하는 역할을 하는 것이다. 골반의 또 다른 기능은 고관절(엉덩관절)에서 양쪽 다리와 연결되어 걷기와 달리기 등의 신체동작을 가능하게 하는 것이다.

무명골은 하나의 뼈지만 워낙 크고 넓어서 장골(腸骨), 좌골(坐骨), 치골(恥骨)로 나누기도 한다. 장골이 골반 뒤를 받치는 부분이고 좌골은 앉을 때 바닥에 닿는 뼈로 우리가 흔히 들어본 좌골신경통의 좌골신경이 지나가는 부위다. 치골은 아랫배와 생식기 사이에 잡히는 뼈를 말한다.

골반의 모양은 남성과 여성이 조금 다르다. 여성의 골반은 출산을 위해 남성보다 조금 앞으로 기울어져 있고 넓다. 내부에는 자궁과 방광을 지탱하는 근육들이 자리한다. 이를 '골반저근'이라고 하는데 이 근육들은 임신과 출산을 거치면서 조금씩 늘어나 최대 10센티미터까지 늘어난다. 골반저근은 방광과 요도를

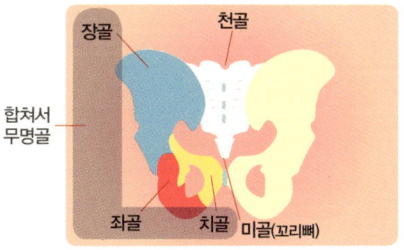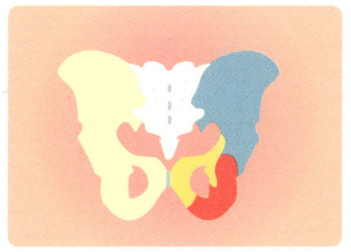

합쳐서 무명골

장골 천골

좌골 치골 미골(꼬리뼈)

골반의 무명골과 천골을 뒤에서 본 모습

여닫는 역할을 하므로 늘어난 골반저근을 방치하면 골반통, 요실금 등 각종 산후풍 증상의 원인이 될 수 있다.

우리가 일반적으로 생각하는 골반은 '고관절'을 포함하고 있다. 이 고관절은 어깨관절과 함께 우리 몸속에서 볼과 소켓 형태를 하고 있는 관절로, 보통 관절은 한쪽으로만 움직일 수 있지만 이 관절은 자유롭게 돌아간다. 하지만 움직임이 자유로운 만큼 많은 근육·인대·힘줄도 복잡하게 달라붙어 함께 작동하기 때문에 한번 다치거나 손상되면 회복이 쉽지 않다.

우리 몸에서 너무도 중요한 골반

골반 질환은 단순한 틀어짐, 골절이나 염좌뿐 아니라, 천장관절염, 대퇴골두무혈성괴사, 고관절염, 좌골점액낭염 등 다양하다. 이런 질환들 중 골반 틀어짐은 남성보다 여성에게서 더 많이 나타난다. 골반과 골격의 부정렬로 틀어지면서 근육과 인대가 손상되어 통증을 유발한다.

아무래도 여자들의 골반이 남자들보다 유연한 대신 더 약하기 때문에 다치고 틀어지기도 더 쉽다. 그리고 이때 발생하는 요통은 허리와 엉덩이에 걸쳐 나타나며 골반 주위에 찌릿찌릿한 통증이 느껴질 수 있다.

출산 후 100일, 통증을 잡으면 몸매가 달라진다

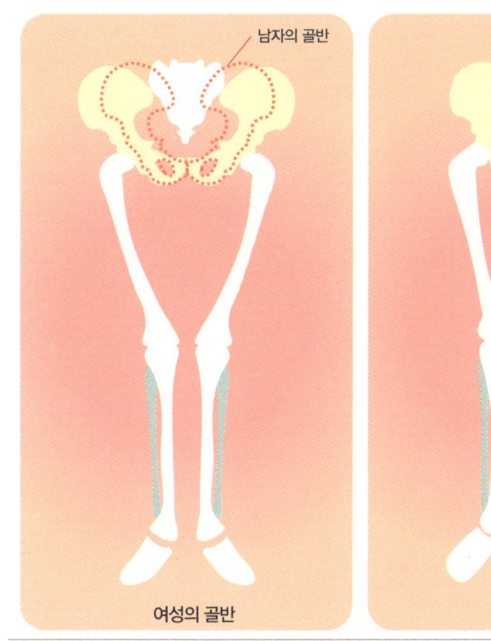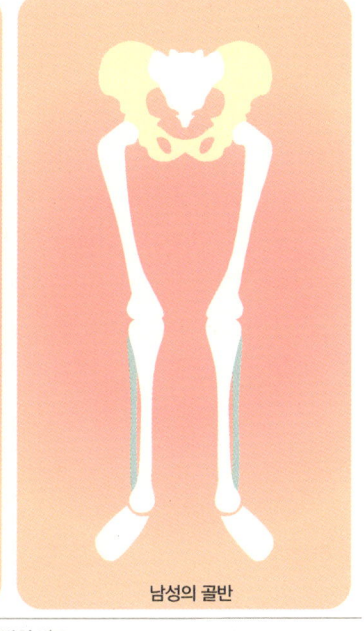

남자의 골반

여성의 골반

남성의 골반

남녀 골반의 비교

　골반과 엉덩이를 연결해주는 고관절은 몸속 깊숙이 위치해 있기 때문에 통증 부위가 명확하지 않다. 또 개인마다 통증이 나타나는 부위도 엉치 뒤쪽, 골반 바깥쪽, 또는 사타구니 등 각기 다르다. 증상도 다양해서 걷거나 자세를 바꿀 때 골반이 어긋나는 느낌이 들거나, 소리가 나기도 한다. 오래 걷거나 앉아 있으면 골반에 통증이 느껴지기도 하며, 심한 경우에는 양반다리가 제대로 되지 않는다.

골반은 우리 신체에서 무게중심 역할 외에도 중요한 역할을 맡고 있다. 골반 안쪽에는 남자의 전립선, 여자의 자궁과 난소 등을 비롯한 생식기관과 여러 내장이 속해 있다. 골반은 이들을 외부의 충격과 자극으로부터 보호하는 역할을 한다. 이처럼 우리 몸에서 중요한 임무를 맡고 있는 골반을 올바르게 관리하기 위해서는 주의를 기울여야 한다. 앞서 말했듯이 여성은 출산을 겪으면서 골반이 큰 변화를 겪기 때문에 골반 관련 질환에 대해 각별히, 적극적으로 치료하는 것이 좋다.

산후 틀어진 골반이 부르는 병

임신과 출산 과정에서는 골반이 약해지고 틀어지면서 다양한 질환이 발생할 수 있다. 치골, 천장관절, 고관절, 천미관절 등 골반의 각 부위에서 이상이 발생해 치골통, 꼬리뼈골절, 꼬리뼈 통증, 천장관절증후군, 좌골신경통, 발음성고관절, 고관절통, 유착성고관절낭염 등이 생길 수 있다.

이 중 '꼬리뼈 통증'은 주로 엉덩방아 같은 외상으로 생기지만 산후에는 특별히 외상을 입지 않아도 많이 나타난다. 이러한 통증은 꼬리뼈가 틀어지면서 항문 주변에 있는 근육과 신경들을 자극해 발생하게 된다. 꼬리뼈 통증이 생기면 의자에 앉기가 힘

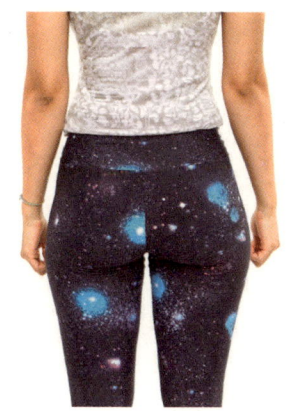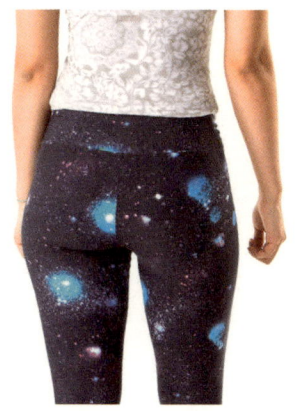

정상 골반과 틀어진 골반 비교

들어 운전하기도 어려워지고, 심한 경우에는 걸어 다닐 때에도 꼬리뼈 쪽으로 통증이 나타나 일상생활 자체가 힘들 수 있다.

'고관절통증'의 경우 상당수의 의사들이 '고관절의 이상'으로 진단하지 못하고 허리 이상으로만 간주해, 허리에 대한 검사 및 치료만 하는 사례가 많다. 물론 치료도 어렵지만, 질환명은커녕 아픈 부위도 정확히 짚어내지 못하고 허리치료만 하다 보면 통증은 나아지지 않고 환자는 쉽게 지치게 된다.

그중 '발음성고관절'은 고관절에서 소리가 나는 것을 말한다. 앉았다가 일어날 때, 누워서 몸을 틀 때, 심하면 걸을 때도 골반에서 소리가 '뚜둑' 하고 난다. 고관절 주변의 힘줄이 굳은살처럼 딱딱하고 두껍게 변해, 움직일 때 두껍게 변한 부분이 뼈에

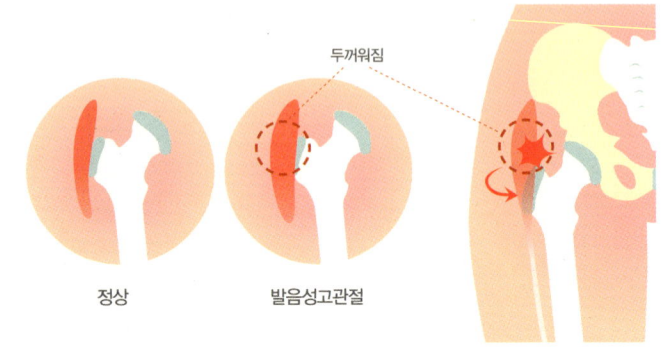

두꺼워짐

정상   발음성고관절

정상고관절 / 발음성고관절

걸리면서 소리가 나는 것이다. 소리는 나지만 딱히 불편함이 없다면 꼭 치료할 필요는 없다. 하지만 움직임이 부자연스러워지거나 통증이 생기면 '유착성고관절낭염'으로 발전할 수도 있으니 빨리 치료하는 것이 좋다.

유착성고관절낭염은 많이 알려진 병은 아니지만, 생각보다 흔한 고관절 질환으로, 고관절에 생기는 오십견이다. 우리가 흔히 오십견이라고 하는 것은 어깨가 뻣뻣해지면서 팔이 안 올라가는 질환을 말한다. 의학적 명칭은 유착성견관절낭염인데, 어깨 주머니를 이루는 인대 힘줄에 염증이 생겼다가 잘 아물지 못하고 굳으면서 뻣뻣해지는 것이다.

같은 현상이 고관절에 생기면 유착성고관절낭염이라고 부른다. 검사를 통한 진단도 어렵고 치료도 쉽지 않다. 그러다 보니

출산 후 100일, 통증을 잡으면 몸매가 달라진다

허리디스크, 고관절관절염, 점액낭염, 활액낭염으로 오진되는 경우도 많다.

골반에 문제가 생기면 당장은 크게 이상이 느껴지지 않아서 치료의 필요성을 못 느끼는 경우가 많다. 하지만 골반의 좌우 높낮이가 다르고 뒤틀리면 척추와 목은 물론 몸 전체의 밸런스가 무너진다는 점을 명심해야 한다.

골반은 척추 아래에서 우리 몸의 주춧돌 역할을 한다. 그래서 골반이 기울거나 비틀어지면 허리부터 목까지 척추 전반에 심각한 영향을 미친다. 어깨 높이와 팔다리의 길이가 달라지고, 척추가 좌우로 휘거나 디스크 등 척추 관련 질환도 일으키게 된다. 허리도 쉽게 아프고, 경우에 따라서는 통증이 위로 올라가 등·어깨·목·턱의 통증과 두통까지 유발할 수 있다.

다리에도 영향을 줘 다리가 휜다거나 무릎, 발목에 무리를 줄 수도 있다. 그리고 골반이 정상 위치에서 벗어나 틀어지면 뼈를 둘러싼 인대, 근육이 부어 혈관이나 림프관을 누르게 된다. 그러면 혈액순환, 림프순환이 제대로 되지 않는다.

특히 여성의 경우 골반 이상은 각종 여성 질환의 원인이 되기도 한다. 골반에는 생식과 배설이라는 중요한 순환 기능을 담당하는 장기가 모여 있다. 골반의 근육이 느슨해지면 요실금은 물론 골반 안에 있는 자궁과 난소도 제 위치에서 벗어나기 때문에 생리불순, 냉대하, 불임 등의 여성 질환이 생기기 쉽다.

골반 이상은 산후 다이어트에도 영향을 미친다. 골반이 비틀어지면 척추 주위를 지나가는 신경을 누르고 림프와 혈액이 정체되어 다리가 잘 붓고 복부와 허벅지 등에 살이 붙기 쉽기 때문이다. 그래서 아랫배가 나오고 엉덩이가 옆으로 퍼져 몸의 실루엣 자체가 흐트러지는 것이다.

한국 아줌마, 퍼지는 엉덩이의 비밀은 골반에 있다

출산을 하고 나면 여자의 몸은 전체적으로 변화를 겪는다. 애 낳고 키우느라 여기저기 쑤시고 아프기도 하지만 무엇보다 몸매 자체가 예전과 같지 않다. 배도 나오고 엉덩이도 처지고 허벅지

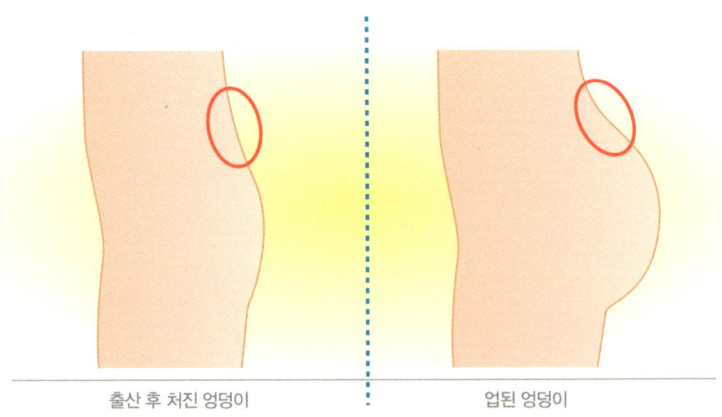

출산 후 처진 엉덩이   업된 엉덩이

출산 후 100일, 통증을 잡으면 몸매가 달라진다

에 군살이 빠지지 않아 소위 '아줌마 몸매'가 된 느낌이 든다. 게다가 열심히 다이어트를 해서 살을 빼도 '옷 입은 태'가 예전 같지 않다.

이는 골반이 틀어지고 벌어지면서 생기는 문제들이다. 임신과 출산 과정에서 골반이 약해지고 틀어지고 벌어지면서 몸의 불균형이 오면, 골반근육들의 근력도 약해지고 허벅지의 탄력도 떨어져 엉덩이가 퍼져 보이기 쉽다.

그렇다면 출산 전 골반과 출산 후 골반의 모양은 어떻게 달라질까? 골반의 형태는 여러 가지 모양으로 분류하지만 뒤에서 본 모양 기준으로 간단하게 O형, ㅁ형, A형, 비대칭형, ㅁ+A 복합형 정도로 구분한다. 뒤에서 봤을 때는 O형이 가장 예쁘다. 하지만 여성은 출산을 하고 나면 골반이 네모난 'ㅁ형' 또는 고관절이 툭 튀어나온 'A형'으로 변형되기 쉽다.

경우에 따라서는 벌어지는 과정에서 좌우가 다르게 벌어지기도 한다. 이렇게 되면 한쪽으로 틀어지면서 비대칭 골반이 된다. 또한 ㅁ형과 A형이 합쳐지면서 밋밋한 것 같으면서도 고관절이

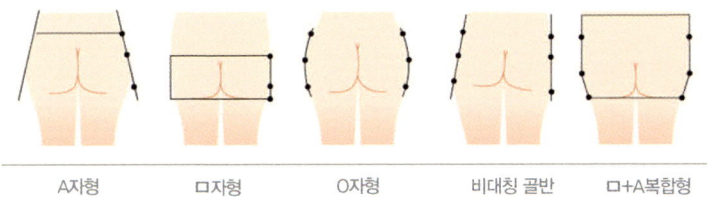

| A자형 | ㅁ자형 | O자형 | 비대칭 골반 | ㅁ+A복합형 |

튀어나와 골반 라인이 울퉁불퉁한 경우도 있으며, 골반의 위치나 각도는 정상적인데, 골반과 근육들이 약해지면서 과도하게 골반이 밋밋하게 변하는 경우들도 있다.

골반의 변형을 제때에 바로잡지 않으면 엉덩이 라인뿐 아니라 배가 앞으로 더 나와 보이고, 다리 라인까지 달라진다. 또 골반이 비뚤어지면 골반뿐 아니라 그 위의 척추뼈도 함께 변형된다. 틀어진 골반의 균형을 맞추기 위해 허리와 등의 근육이 긴장하면서 비뚤어진 골반과 척추에 맞춰 변형된다.

다리 라인도 달라진다. 여자라면 누구나 곧게 뻗은 다리를 갖고 싶어한다. 하지만 골반, 고관절이 비뚤어지면 ○자형이나 ×자형 다리로 변형될 수 있다. 골반이 앞으로 기울면 '○자형' 다리가 되기 쉽고, 골반이 뒤로 기울면 '×자형' 다리가 되기 쉽다.

또한 골반이 틀어지면 골반과 다리 사이의 혈액순환, 림프순환이 방해를 받아 다리가 잘 부을 수도 있다. 그러므로 건강한 몸뿐 아니라 아름다운 몸매를 갖기 위해서라도 골반의 균형은 중요하다.

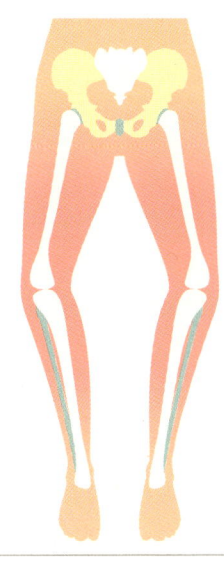

O자형 다리 똑바로 섰을 때 양 무릎이 닿지 않고 벌어진 상태

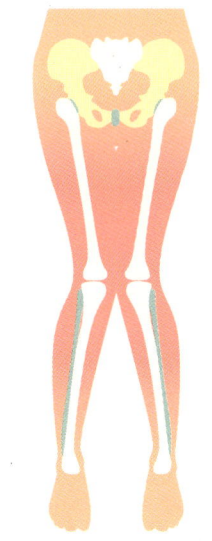

X자형 다리 똑바로 섰을 때 무릎은 닿지만 종아리와 발목이 붙지 않는 상태

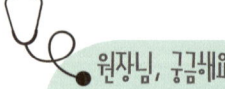
**Q 변형된 골반 형태에 따라 통증도 달라지고,
치료법이나 교정법도 달라지나요?**

A 골반은 변형된 형태에 따라 통증 부위도 달라지고 치료법도 다릅니다. 그중
ㅁ형은 천장관절이 변형되고 보통 옆에서 봤을 때는 골반이 처지기도 하는데, 이
런 경우는 치료도 치료지만 골반근육의 강화가 중요합니다. 그리고 천장 인대가
많이 약해진 경우는 이를 강화시키기 위해 한약 처방, 약침치료, 추나요법이 함께
이루어지면 좋습니다. A형으로 변형된 경우는 고관절 변형으로, 근력운동보다는
스트레칭이 좋습니다. 이 경우는 추나요법도 정골추나보다는 경근추나요법이 더
효과적입니다.

골반을 다스리면
몸매가 예뻐진다

출산 후 골반이 틀어진 것 같아요. 몸무게는 예전으로 돌아왔는데 입던 청바지가 안 맞고, 무슨 옷을 입어도 영 태가 안 나요. 다리도 너무 쉽게 붓고, 치골이 아파서 일상생활이 힘드네요. 출산한 지 두 달이 됐는데, 출산 직후부터 배꼽과 생식기 사이의 아랫배 깊숙한 부위에 통증도 생겼어요. 앉았다가 일어날 때도 아프지만, 특히 침대에서 돌아누울 때 아파요. 요즘에는 걸어 다닐 때도 통증이 있어서 발걸음도 조심스럽게 뗄 정도고요. 계단을 오르내릴 때는 통증이 더 심합니다.

골반교정과 산후 예쁜 체형의 상관관계

출산 후 산모들이 가장 신경쓰는 것 중 하나가 다이어트다. 출산 전 몸무게로 돌아가는 것을 산후관리 중 1순위에 두는 여성도 있다. 하지만 몸매 회복을 위해 가장 중요한 것은 산후 다이어트가 아니라 '골반 건강'이다.

앞서 자세히 언급했듯이 골반이 틀어지면 림프나 혈액 등 체내순환이 제대로 이루어지지 않아 체질 자체가 달라진다. 즉 살

찌기 쉬운 체질로 바뀌는 것이다. 특히 임신중 하체에 축적된 지
방이 빠지지 않고 그대로 쌓여 하체비만이 되기 쉽다. 게다가 골
반 처짐을 바로잡지 않으면 골반 내 장기가 아래로 처지면서 아
랫배가 심하게 나오게 된다. 그러므로 출산 전 몸매로 되돌아가
고 싶다면 다이어트에 앞서 골반 건강을 위한 교정치료부터 해
야 한다.

임산부의 골반은 커지는 태아와 함께 임신 5개월경부터 벌어
지기 시작해서 9개월이 되면 최대치로 벌어진다. 출산을 위한 호
르몬은 출산 후 6개월까지는 계속 분비되면서 골반변형이 그대
로 유지되는데, 이때 제대로 교정해주지 않으면 그 상태로 굳어
버려 영영 출산 전 몸매로 돌아갈 수 없게 된다.

다행히 최근 들어서는 출산 후 골반이나 허리통증치료를 위해
오는 산모만큼이나 '골반교정을 하고 싶다'며 찾아오는 분들도
많다. 산후 몸매관리에 있어 '골반 건강'의 중요성이 널리 알려
지고 있기 때문이다.

변형된 골반을 방치하면 어떤 문제가 생길까

그렇다면 출산을 겪으며 벌어진 골반을 그대로 방치할 경우에
는 몸매에 어떤 변화가 오는 걸까? 앞서 살펴봤듯이 골반이 벌

어지면 대개 엉덩이가 펑퍼짐해 보이고, 골반이 앞쪽으로 기울 경우에는 오리엉덩이 체형, O자 다리, 하체부종, 하체비만의 원인이 된다. 골반이 앞으로 빠지면 배가 더 나와 보인다. 그리고 골반이 뒤쪽으로 기울어질 경우는 X자 다리가 될 가능성이 크다. 그러므로 매끈한 다리와 아름다운 각선미를 유지하고 싶다면 변형된 골반부터 교정해야 한다.

출산 후에 골반이 약해진 상태에서 골반교정을 제대로 하지 않고 평소의 앉는 습관, 걷는 습관을 그대로 유지하면 골반이 더 벌어져서 영영 예전의 몸매로 돌아갈 수 없다. 평상시 다리를 꼬고 앉거나, 안짱걸음을 걷거나, 하이힐을 즐겨 신는다면 골반변형은 더욱 심해질 수 있다.

산후에 변형된 골반을 교정하는 것은 우리 몸의 균형을 회복하는 것과 같다. '척추'라는 기둥이 바로 서야 몸의 균형이 이루어진다. 이를 위해서는 아래쪽 지지대 역할을 하는 골반이 건강해야 한다. 척추는 머리뼈부터 골반뼈까지 인대와 근육을 통해 신체를 지지하고 평형을 유지하는 역할을 하는데, 이 척추의 균형이 제대로 잡혀야 몸매가 정상으로 돌아오는 것이지 단순히 다이어트를 한다고 해결되는 문제는 아니다.

산후에는 지속적으로 분비되는 호르몬의 영향으로 골반교정이 더 수월하므로 이때 교정치료를 적절히 받는다면 오히려 출산 전보다 더 균형 잡히고 아름다운 몸매를 가질 수도 있다.

산후 골반교정을 제대로 하려면

산후의 골반변형을 바로잡는 치료법에는 여러 가지가 있는데, 골반벨트, 골반교정기와 같은 기구를 이용한 치료법과 스트레칭, 요가, 필라테스, 웨이트 같은 운동 그리고 마사지, 추나요법 같은 직접적인 수기치료가 대표적이다.

그중 골반벨트는 임신과 출산 과정에서 약해져 있고 벌어져 있는 천장관절을 잡아주고 당장의 통증을 개선해주는 데 효과가 있다. 실제로 허리와 골반이 아파서 앞으로 잘 숙여지지 않거나 잘 펴지지 않는 경우에 벨트를 착용하고 몸을 움직여보면 바로 좋아지는 것을 경험할 수 있다. 당장 통증으로 인해 고통스러운 경우에는 도움이 된다. 그러나 약해진 근육이나 인대를 강화하는 효과는 없기 때문에 근본적인 치료까지 기대하기는 어렵다.

골반벨트는 근육의 과도한 긴장을 방지하고, 근육과 인대의 힘을 보조해주는 효과가 있다. 하지만 보조하는 것이지 근육이나 인대 자체를 강화하는 효과는 없기 때문에 그것에만 의존해 다른 치료를 받지 않으면, 골반근육들까지 약해질 수 있으니 유의해야 한다. 그러므로 통증이 너무 심해서 활동이 어려운 경우나 출산 초기에 골반이 심하게 약해져 있는 경우라면 착용하는 것이 좋다. 그러나 여기에만 의존해 지속적으로 착용하는 것은 바람직하지 않다.

골반교정기는 전동으로 골반 양옆을 눌러주는 역할을 한다. 골반변형 중에서도 A형 골반에는 어느 정도 효과를 볼 수 있지만, 그 외에는 기대치에 못 미칠 수 있다. A형 골반의 경우, 고관절이 벌어지면서 새들백 형태가 되어 골반이 벌어져 보인다. 이경우 골반교정기로 눌러주게 되면, 고관절의 회전을 정상화하는 데에 도움이 될 수 있다.

반면에 천장관절이 벌어진 ㅁ형 골반의 경우에는 큰 효과를 볼 수 없다. 교정기 옆면이 고관절의 대퇴골에만 닿고 장골에는 닿지 않아 장골을 누르면서 교정하는 효과가 부족할 수밖에 없다. 또한 처진 골반을 교정하는 데도 큰 도움이 되지 않는다.

또 다른 골반교정법으로는 직접적으로 비뚤어진 골반을 교정해서 주변 근육과 조직들을 바로잡아줌으로써 통증을 개선시키는 방법이 있다. 그 예로 수기마사지와 추나요법을 들 수 있는데 그중에서도 가장 효과적인 치료법 중 하나가 추나요법이다. 추나요법은 앞서 설명했듯이 뼈와 관절을 직접 움직여 교정하는 정골추나요법과 근육과 인대, 근막을 치료하는 경근추나요법이 있는데, 그중 산모에게는 부드러운 경근추나요법이 많이 쓰인다. 추나치료의 경우는 자궁이 안정되는 3~4주 이후에 시작하는 것이 일반적이지만, 당장 통증이 심한 산모의 경우에는 출산 직후라도 하루빨리 치료를 받는 것이 좋다.

스트레칭을 통해서 고관절과 천장관절이 틀어진 상태로 굳고

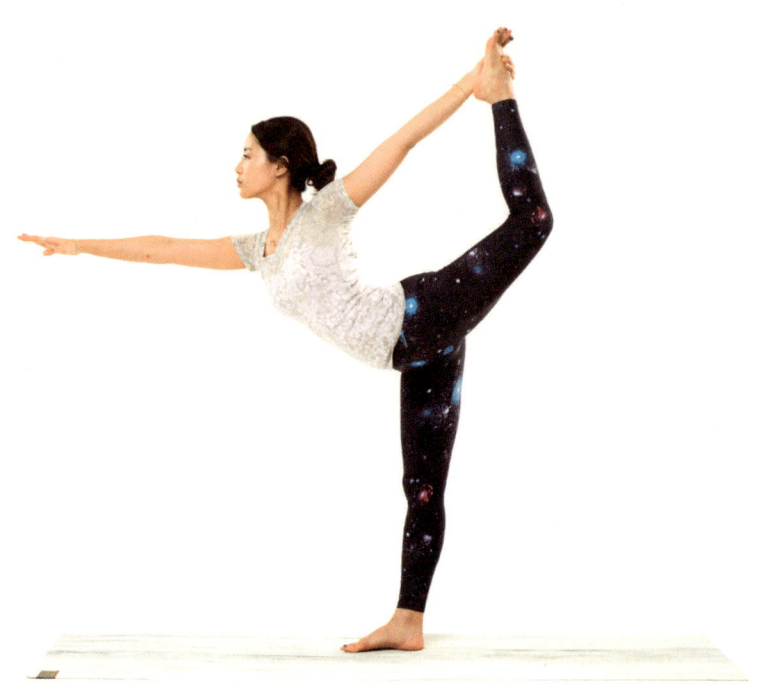

뻣뻣해지는 것을 예방할 수 있다. 근력운동은 근력이 부족해서
정상적인 모양을 유지하지 못하는 경우에 필요한데 특히 출산
후 생기는 허리통증은 골반과 복부 근력 약화가 원인인 경우가
많으므로 근력운동이 큰 도움을 줄 수 있다.

출산 후 100일, 통증을 잡으면 몸매가 달라진다

Q 수기마사지와 추나요법은 어떻게 다른 건가요?

A 수기마사지의 경우 비전문가가 하는 경우가 많습니다. 다리 길이가 다르다는 이유만으로 골반 틀어짐을 확신하고 마사지를 하는데, 산후에 골반교정을 하는 경우에는 단순하게 다리 길이만 보는 것이 아니라 골반의 어느 쪽이 올라가고 어느 쪽이 내려갔는지, 그리고 어느 쪽이 벌어지고 안 벌어졌는지 등 세심하게 살펴야 합니다.

그뿐 아니라 장골이 벌어졌는지, 대퇴골이 돌아갔는지, 그리고 골반이 앞으로 빠졌는지, 뒤로 처졌는지도 살펴야 합니다. 골반의 인대와 근육들 중에 어떤 부위가 긴장돼 있고 약해져 있는지, 혹은 유착되거나 변형되지는 않았는지 등 다각도로 정확하게 파악한 후에 치료가 이루어져야 합니다. 그런데 단순하게 다리 길이의 차이로만 골반 틀어짐을 단정 지어 치료하게 되면, 제대로 된 치료가 이루어지기 어렵습니다.

추나요법은 전문 한의사가 직접 진단하고 이에 맞춰 치료법을 선택하는 것으로 단순하게 골반 틀어짐만 치료하는 것이 아닙니다. 개인의 건강 상태와 골반의 문제에 따라서 치료하기 때문에 수기마사지보다 훨씬 안전하고 정확한 치료가 가능합니다.

산후 골반관리, 시기가 중요하다

출산 후 산후풍으로 고생하는 산모들 중에는 육아 때문에 몸과 마음이 바빠 산후관리 시기를 놓치는 경우가 종종 있다. 산후조리를 도와주러 온 친정엄마가 "원래 애 낳고 나면 온몸 여기저기 안 아픈 데가 없다. 나도 너 낳고 평생 그러고 살았다." 하면서 대수롭지 않게 이야기하기 때문이기도 하다.

특히 골반변형으로 인한 각종 증상들은 치료시기가 중요한데, 안타깝게도 가장 효과적인 치료시기를 그냥 지나치곤 한다. 때를 놓쳐 골반이 틀어진 채로 굳어버리면 지속적인 통증과 체형 변형의 원인이 된다. 손목·허리·무릎·골반 등의 통증뿐 아니라 자궁 관련 문제도 발생하고, 하체부종과 하체비만 등 다양한 문제들이 생길 수 있으므로 가능한 빨리 골반 건강을 회복해야 한다.

골반교정의 경우, 관절이 약해져 있을 때 너무 빨리 시작하면 다치거나 오히려 더 나빠지는 것이 아니냐고 걱정하는 분들이 많다. 하지만 오히려 그 반대다. 그냥 놔두면 임신과 출산으로 변형된 상태 그대로 굳어버린다.

출산 6개월 이후에는 릴랙신이 더 이상 분비되지 않기 때문에 릴랙신이 분비되는 6개월 내에 교정을 해야 변형된 골반을 쉽게 바로잡을 수 있다.

교정 기간은 보통 3개월 정도로 출산 후 100일 전에 치료를 시작하는 것이 좋다. 그러므로 산후 골반교정의 가장 적기는 출산 후 4~6주부터 6개월 이내라 할 수 있다.

　만일 출산 직후부터 통증이 너무 심한 경우에는 골반 형태를 바로잡아주는 치료보다는 당장의 증상을 개선하고 모양이 변형되는 것을 방지하는 수준에서 부드럽게 치료해주는 것이 좋다. 그러다가 증상이 점차 개선되고, 몸에 부담이 안 된다고 판단될 때부터 본격적으로 골반 틀어짐을 바로잡아주는 교정치료를 시작하면 된다.

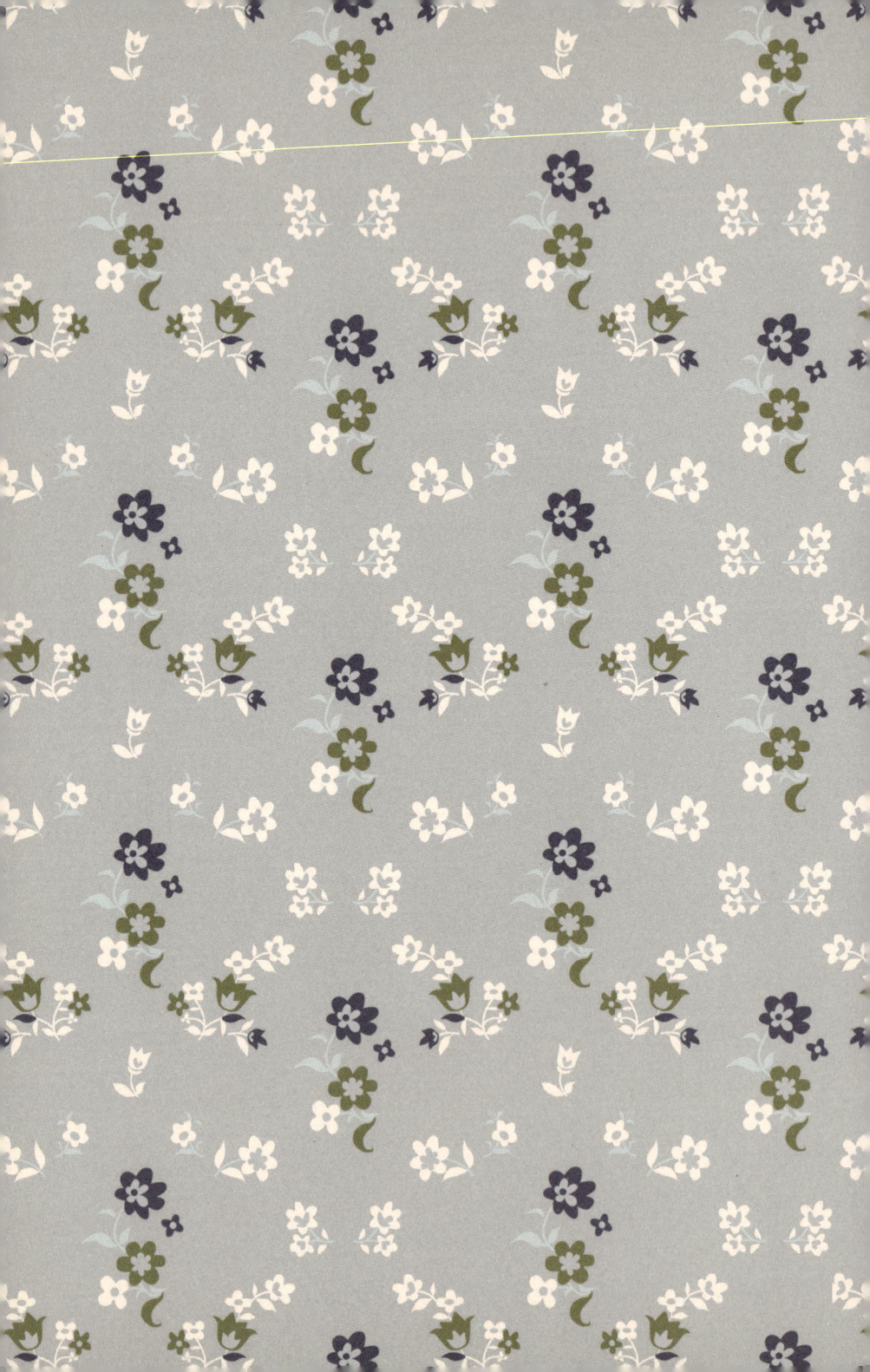

제 5장

산후조리원 못지않게 중요한 셀프케어

출산 후
30일 플래닝

> 일주일 전부터 오한이 심하더니 열까지 동반돼서 몸 여기저기 안 아픈 곳이 없네요. 환절기 감기인 줄 알고 감기약을 먹었어요. 약 먹고 열이 좀 내려가는가 싶더니, 그저께부터 갑자기 심한 오한이 들더라고요. 양말 신고, 두꺼운 옷 입고, 이불로 꽁꽁 싸매고, 전기장판까지 틀었는데도 뼈가 시린 건 어쩔 수 없지 뭐예요. 출산한 지 한 달째고 나름 산후조리도 잘했는데 덜컥 겁이 나네요.

출산 후 30일이 산후풍 관리의 골든타임이다

출산 후 30일은 왜 중요한 걸까? 웬만한 산후통증은 출산하고 30일 내에 나타나기 때문이다. 출산 후 30일 내에 나타나는 증상들은 대개 임신과 출산 과정에서 골반이 틀어지고 뼈마디가 약해지면서 생기는 것들이다. 이런 증상들을 초기에 치료하지 않으면 만성이 되거나, 여러 증상이 합쳐져 심각한 상태가 될 수 있다.

출산후 100일, 통증을 잡으면 몸매가 달라진다

증상	• 근골격계 통증 : 엉치, 사타구니, 치골통증, 허리, 등통증 • 관절통 : 무릎, 손목 등 • 기타 : 오한, 건망증, 요실금, 치질, 산욕열 등
치료	산후보약(어혈 제거 / 기혈 보충/ 뼈, 근육 강화) + 골반교정 + 침요법
음식	**5대 영양소 골고루 섭취** • 칼슘 : 미역, 우유, 멸치 등 • 단백질 : 콩, 고기(안심, 닭가슴살 등) • 부기 해소 : 호박즙
약재	녹용, 녹각, 두충, 속단 등 뼈, 근육 강화 약재
수면	• 산후 초기 : 10~12시간 / 이후 8시간 • 실내 온도 : 21~25도
심리	산후우울증 주의 SNS / 명상 / 아로마초 혹은 디퓨저 등
운동 및 마사지	등척성 운동 (움직임 없이 힘만 줘서 근육을 자극하는 운동) 손바닥, 팔꿈치, 테니스 공 등 이용한 간단한 마사지
목욕	산후 초기 반신욕 / 스펀지 목욕 / 좌욕 권장
피부	순한 비누, 보습 크림 ➡ 탄력 팩, 수분 팩(거즈 이용)

　　반면 출산 30일 이후에 나타나는 증상들은 출산으로 약해져서라기보다는 자세가 좋지 않거나, 육아 과정에서 몸을 무리하게 써서 생긴 경우가 많다. 이 시기에는 잘못된 자세나 생활습관이 다른 때보다 몸에 더 큰 영향을 미치기 때문에 특히 유의해야한다. 따라서 출산 후 30일을 기점으로 내 몸이 어떻게 달라지는

지, 어떤 증상들이 나타나는지 예민하게 체크하고 살피는 것이 중요하다.

바닥에 앉을 때 엉덩이가 많이 배기고, 또 어깨가 결리거나, 허리 통증이 있거나, 손목·발목이 시리는 등 몸 여기저기가 쑤시는 것처럼 아프다면 최대한 빨리 치료를 하자. '호미로 막을 걸 가래로 막는다'는 말처럼 초기에 나타나는 증상들을 무심코 방치했다가는 만성 통증과 피로감으로 크게 고생할 수 있다. 심해지면 산후우울증으로도 연결될 수도 있으니 출산 초기부터 자신의 몸을 살뜰히 돌보는 것이 좋다.

출산 직후에는 사랑하는 아기를 대하는 기쁨과 행복이 크다. 하지만 임신과 출산 과정에서 쌓인 피로와 힘겨움으로 심신이 급격히 지칠 수 있다. 이때 아기를 씻기고, 재우고, 젖을 먹이고, 기저귀를 갈고, 거기다 빨래와 설거지까지 하다 보면, 임신과 출산에서 쌓인 피로에서 헤어나지 못하게 된다. 만일 알맹이가 쏘옥 빠져 나가고 껍데기만 남은 느낌이 들 정도로 힘들다면, 이는 정말로 위험신호일 수 있다.

산모는 가뜩이나 관절이 약해져 있는 데다 생전 처음 하는 육아노동으로 몸과 마음이 굉장히 예민한 상태가 된다. 게다가 몸 자체도 면역력이 떨어져 있는 상태라 감염에도 특히 신경을 써야 한다. 감염되지 않기 위해서는 무엇보다 위생이 중요하다. 회음 절개한 부위는 각별히 신경을 써주고, 속옷은 자주자주 갈아

입도록 하자.

이 시기에 산후풍 증상들도 나타나기 시작한다. 출산하고 수 개월 후에 나타나는 경우도 있지만 이는 매우 드문 일이다. 때문에 반복해서 말하지만, 출산 후 30일간의 산후조리는 아무리 강조해도 부족함이 없다.

맨바닥에 앉아 있어도 엉덩이가 불편하지 않고, 손목이나 관절도 시큰거리지 않으며, 찬바람을 맞았을 때 시큰거리기보다는 시원한 느낌이 든다면 산후풍으로 고생할 가능성은 낮다. 하지만 엉덩이가 자꾸 배기고, '추웠다 더웠다'를 반복하고, 관절 여기저기가 시큰거리거나 시리다는 느낌이 들면 일단 조심해야 한다. 그리고 증상들이 심해지거나 만성화되기 전에 적극적으로 치료받아야 한다.

통증이 조금 덜한 것 같다고 해서 방심해선 안 된다. 딱딱한 바닥에 두어 시간씩 앉아 있거나, 손목 시큰거림이 좀 덜하다고 해서 손에 체중을 실어 바닥을 짚고 일어나는 행동을 반복하면 며칠 내에 증상이 다시 악화될 수 있다.

내 몸 상태가 어떤지 스스로 점검하고, 안심해도 좋을지 좀더 조심해야 할지를 세심하게 체크하자. 본인이 겪는 증상들이 어떨 때 호전되고 또 어떨 때 악화되는지를 유심히 살핀 후, 그에 맞춰서 주변 환경과 생활습관을 개선시키는 노력이 필요하다. 똘똘하고 야무지게 엄마 스스로 자신의 몸을 챙기는 것이 결국 아기를 위해서도 좋은 엄마가 되는 길이다.

출산 후 30일간 꼭 챙겨 먹어야 할 음식 보약

예로부터 '밥이 보약'이라는 말이 있다. 그만큼 먹는 음식이 중
요하다는 뜻이다. 특히 한의학에서는 약식동원(藥食同源)이라 할
정도로 병을 고치는 데 약만큼 먹는 음식을 중요하게 생각한다.
산모도 예외는 아니어서, 아이를 낳고 몸이 약해지고 기가 허한
산모가 먹는 한 끼 식사는 그 어떤 산후조리약보다 중요하다. 기
본 영양을 충분히 섭취해야 기운을 낼 수 있다. 그래야 몸도 빠
르게 회복하고, 아이도 돌볼 수 있으며, 수유도 가능해진다.

　기본적으로 산후에는 탄수화물, 단백질, 지방, 칼슘, 무기질 및
비타민 등 5대 영양소를 골고루 섭취하는 것이 좋다. 그중에서도

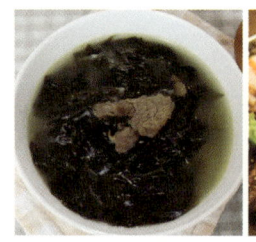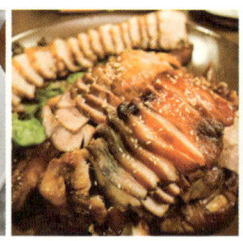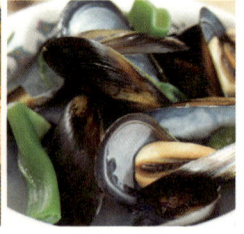

산후에 좋은 음식

172

칼슘을 중요하게 생각하는데, 미역, 우유, 멸치 등의 음식을 통해 섭취할 수 있다. 칼슘 보충제를 먹거나 일부러 칼슘이 첨가된 음식들을 찾아 먹는 것도 방법이지만, 그보다는 자연의 먹거리를 통해 자연스럽게 필요한 영양소를 섭취하는 것이 좋다.

칼슘뿐 아니라 단백질 섭취도 중요한데, 단백질은 콩, 고기에 많다. 살찔까 염려되어 고기가 부담스럽다면 안심, 닭가슴살 등의 살코기 위주로 먹도록 하자. 관절을 튼튼하게 하기 위해서는 콜라겐도 충분히 섭취해야 하는데, 닭발, 도가니탕, 족발 등의 음식이 도움이 된다. 혈관 건강이나 산후 약해진 관절 조직을 위해 오메가3 지방산을 먹는 것도 좋다. 건강 보조식품으로 따로 챙겨 먹는 것도 좋지만 등푸른생선 등의 자연식품으로 섭취하는 것이 더 좋다.

산후조리 음식 하면 빼놓을 수 없는 것이 역시 미역이다. 미역국에 흰 쌀밥을 말아 같이 먹는 것을 화반곽탕(和飯藿蕩)이라 하는데, 모두가 알다시피 우리의 전통 산후조리 음식이다. 미역에는 칼슘과 요오드가 풍부하게 들어 있어 성장기 어린이와 산모, 수유부에게 특히 좋다. 또 산후에 늘어난 자궁의 수축을 돕고, 지혈은 물론이고 조혈제 역할도 한다. 산후에 생기기 쉬운 변비와 비만을 예방하고 임신중에 아기에게 빼앗긴 칼슘을 보충하는 데도 효과적인 음식이다.

이처럼 미역국이 좋은 음식이긴 하지만, 그렇다고 삼시 세끼

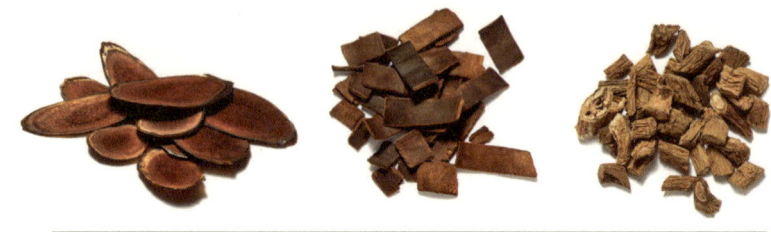

녹용   두충   속단

를 다 미역국으로 먹어야 하는 것은 아니다. 자주 챙겨 먹되 물릴 정도로 먹을 필요는 없다. 그리고 정 미역국을 계속 먹어야겠다는 생각이 든다면 소고기, 멸치, 조개, 홍합 등 미역국에 들어가는 부재료를 바꾸는 것도 방법이다.

호박즙도 산모들에게 많이 권하는 음식이다. 호박에는 각종 비타민과 미네랄이 풍부해서 즙을 내어 복용하면 혈액순환에 좋다. 또 신장 기능을 향상시키고 수족냉증에도 도움이 된다. 널리 알려진 대로 호박에는 이뇨 효과도 있어서 산모의 부기를 빼는 데도 어느 정도 효과가 있다. 그러나 생각보다 호박의 칼로리가 낮지 않으므로, 과하게 섭취하면 다이어트에 오히려 역효과가 날 수 있음을 알아두자.

관절 조직이 약해진 경우 녹용, 녹각, 두충, 속단과 같이 근골(筋骨)을 강화시켜주는 한약재 위주로 처방받아 회복에 힘쓰는 것이 좋지만 차로 마시는 것도 도움이 된다.

174

수유중이라면 아기를 위해 음식을 가려 먹어야 하는 것은 잘 알 것이다. 기본적으로 골고루 잘 챙겨먹되 지나치게 기름지거나 염분이 많은 음식은 피하고, 식품첨가제 섭취는 최소화하도록 하자.

30일 꿀잠보다 좋은 보약은 없다

평소 6시간 이상 숙면을 취하는 것은 최고의 보약이다. 잠을 자는 것은 몸의 휴식을 통한 원기 회복은 물론 뇌의 휴식을 위해서도 굉장히 중요하다.

우리가 자는 동안 멜라토닌이란 호르몬이 분비되는데 이것은 노화를 방지하고 면역력을 높인다. 또한 자는 동안 분비되는 성장 호르몬은 세포 재생에 꼭 필요한 역할을 한다. 때문에 오랫동안 잠을 제대로 자지 못하면 피로가 풀리지 않아 몸이 무기력해질 뿐만 아니라 면역력도 떨어지고 머리가 멍하거나 건망증이 심해지기도 한다. 특히 출산 후 허약해진 몸을 회복하려면 산후 초기에는 하루 10~12시간 수면을 취하는 게 좋다.

산모들에게 가장 하고 싶은 일이 뭐냐고 물으면 십중팔구 단 몇 시간이라도 푹 자고 싶다고 말할 것이다. 갓난아기는 2~3시간 간격으로 젖을 먹여야 하고 또 쉴 새 없이 기저귀를 갈아줘야 한다. 더구나 이런 일들은 낮밤을 가리지 않는다. 그러니 밤이든 낮이든 산모가 편안하게 푹 잔다는 것은 거의 불가능한 일이다. 게다가 아기의 밤낮이 바뀌기라도 하면 산모는 정말 미치고 팔짝 뛸 노릇이 된다.

그런데 이게 끝이 아니다. 어쩌다 남편이나 가족의 도움이라도 받아 맘 놓고 잠을 청하려 누워도 어깨와 허리는 물론 여기저기 안 아픈 곳이 없다. 결리고 쑤시고 발이 시려서 뒤척이다 보면 잠을 설치기 일쑤다.

이럴 때는 가벼운 스트레칭을 해보자. 따뜻한 우유나 차를 한 잔 마시거나 따뜻한 물로 샤워를 해서 몸을 이완시켜주는 것도 좋다. 또 아로마초를 이용하는 것도 괜찮은데 잠자는 내내 켜놓기보다는 잠자기 전 딱 10~15분 정도만 켜두었다가 끄고 자는 것이 숙면에 더 효과적이다.

산모의 잠에 가장 많이 영향을 주는 것은 아기다. 아기가 정해진 시간에 밤잠을 자도록 습관을 들이거나 젖 먹는 시간 간격을 늘리는 것도 한 방법이다. 하지만 이런 일은 마음처럼 되지 않는 법. 여의치 않은 경우에는 아기가 잠을 자는 시간에 엄마도 함께 자는 방법을 택하자. 그렇게라도 부족한 수면 시간을 보충해야 한다. 물론 청소, 빨래, 설거지 등 쌓여 있는 집안일 때문에 마음이 불편할 수도 있겠지만 이럴 땐 과감하게 선택하자. 수면이 부족한 경우에는 잠을 택해야 한다.

출산후 100일, 통증을 잡으면 몸매가 달라진다

수면 시간 못지않게 중요한 것이 있는데 바로 잠자는 자세다. 평상시라면 등을 대고 똑바로 눕되, 베개는 높지 않게 베는 것이 좋다. 하지만 출산 후에 뼈마디가 약해져 여기저기 쑤시고 아플 때에는 똑바로 누우면 오히려 더 불편할 수 있다.

똑바로 누워 자기가 정 힘들다면 옆으로 누워 자는 것이 좋다. 산후에는 아기를 재우다가 그 옆에서 잠드는 경우가 많은데, 이때는 아무래도 옆으로 누워서 잘 수밖에 없다. 옆으로 눕는 것은 괜찮지만 엎드려 자는 것은 좋지 않다. 그리고 옆으로 잘 때 베개는 똑바로 누울 때에 비해 조금 더 높이 베서 척추가 일자 모양이 되도록 한다.

이때 몸과 머리가 각기 다른 방향으로 향해 자세가 꼬이지 않도록 신경 써야 한다. 그래야 골반이 틀어지거나 목, 어깨가 결리는 것을 예방할 수 있다. 혹시 똑바로 누울 때 허리가 아프다면 무릎을 세워보자. 한결 편안할 것이다.

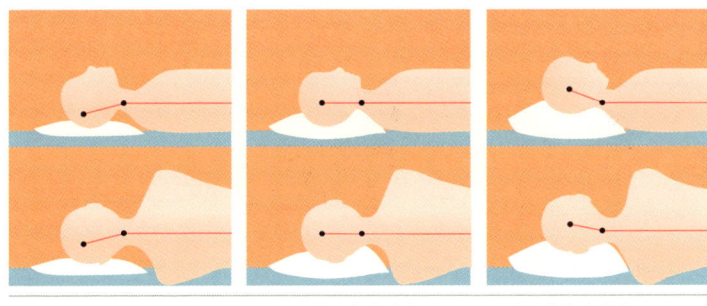

잘못된 수면 자세(낮은 베개)　　　바른 수면 자세　　　잘못된 수면 자세(높은 베개)

바르게 누운 자세

1. 똑바로 누운 자세

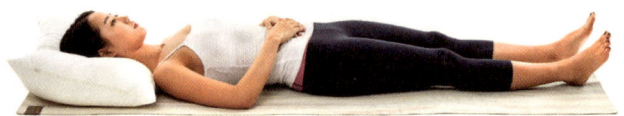

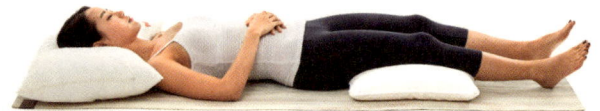

허리나 다리가 불편하면 무릎 밑에 쿠션이나 베개를 댈 수 있다.

2. 옆으로 누운 자세

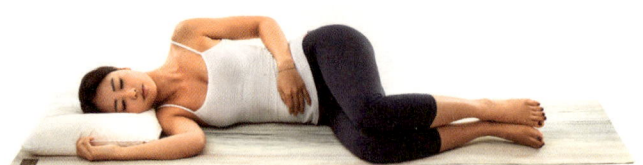

옆으로 누울 때는 몸이 꼬이지 않도록 한다.

출산후 100일, 통증을 잡으면 몸매가 달라진다

잘못 누운 자세

1. 똑바로 누운 자세

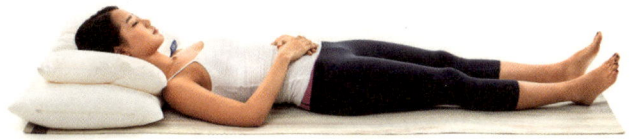

너무 높은 베개는 좋지 않다.

2. 옆으로 누운 자세

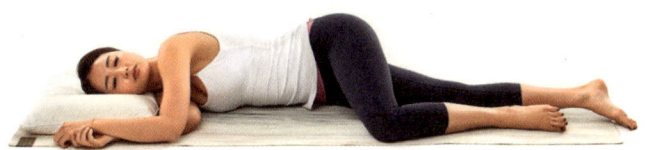

몸이 꼬인 안 좋은 자세

3. 엎드린 자세

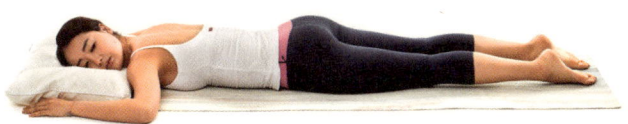

엎드리면 목이 많이 비틀리게 된다.

또 한 가지 신경 쓸 것이 침구다. 산모들은 누워 있을 때 몸이 배기기 쉽기 때문에 바닥보다는 침대 생활이 대체로 낫다. 침대가 아닌 요를 깔아야 한다면 몸이 배기지 않을 정도의 두툼한 두께의 것을 선택한다. 그리고 이불은 적당히 따뜻하지만 땀이 나거나 지나치게 답답하지 않은 정도의 두께가 좋다. 마지막으로 수면에 좋은 실내 온도는 섭씨 21~25도로 일반적으로 일상생활을 할 때보다는 약간 따뜻한 것이 좋다.

30일 마음 다스리기 보약

사실 산모들은 출산 후 아기가 태어난 기쁨을 제대로 만끽할 새가 없다. 아기 젖 먹이랴, 안아주랴, 기저귀 갈아주랴 하루 종일 쉴 틈이 없다. 그러다 보면 세상에 나 혼자인 것처럼 외롭고 어느 순간 남편과 아이가 미워지기도 한다. 산후우울증의 원인은 앞서 살펴본 것처럼 여성 호르몬의 급격한 변화로 인한 정서 불안, 예전 같지 않은 몸 상태에서 오는 상실감, 갓 태어난 아이를 홀로 24시간 돌봐야 하는 데서 오는 불안감과 고립감 등 환경 변화에 따른 스트레스이다. 방법은 있다. 이럴 때 적극적으로 마음 다스리는 방법을 찾아 실천하면 육아 스트레스를 줄일 수 있다.

우선 자신의 신세를 한탄하고만 있을 게 아니라 주변과 소통

출산후 100일, 통증을 잡으면 몸매가 달라진다

하려는 노력을 해야 한다. 누군가를 꼭 만나지 않더라도 지금은 전화, 메신저, SNS 등 자신의 마음에 공감해줄 사람들과 소통할 수 있는 통로가 많다. 육아 카페에 가입해 비슷한 처지의 산모들과 육아와 관련한 궁금증이나 어려움을 글로 털어놓으면 큰 위로를 받을 수 있다. 같은 맥락에서 산후조리원 동기들과 소통하는 것도 좋고, 정 힘들면 친정엄마한테라도 조금씩 하소연하도록 하자. 중요한 것은 당장 내 곁에 대화할 사람이 없다고 해서 스스로 고립감을 만들며 우울감에 빠져들지 않는 것이다

또 혼자서 가사와 육아 모든 것을 담당하려 애쓰지 마라. 남편에게 진지하게 도움을 청하는 것도 방법이다. 남편이 본인이나 아기를 대하는 것이 성에 차지 않으면 짜증부터 나겠지만, 무작정 짜증을 내는 것은 서로에게 아무런 도움이 되지 않는다. 그러니 남편이 어떤 도움을 주면 좋은지 할 일을 구체적으로 알려주고, 남편이 좀 서투르게 행동하더라도 짜증 내지 말고 믿고 맡기도록 하자. 이게 시작이다.

평일 저녁이나 주말에 시간을 정해 남편에게 말하고, 누구의 방해도 없이 한숨 푹 자는 것도 좋다. 여건이 허락한다면 한 달에 한 번 정도라도 남편에게 온전히 아기를 맡기고, 영화를 보거나 친구들을 만나는 등 자신만의 시간을 갖기를 권한다.

틈틈이 명상을 하는 것도 육아 스트레스를 해소하는 데 도움이 된다. 그렇다고 일부러 한 시간씩 시간을 내어 집중하는 명상

만이 도움이 되는 것은 아니다. 아이가 잠자는 동안 1~2분만이라도 잠깐 짬을 내어 명상을 하면 의외로 꽤 효과가 있다. 명상을 할 때는 편안한 자세를 취한 후 두 눈을 감고 몸과 마음을 이완시킨다. 이때 다른 생각은 하지 않고 호흡에만 집중하자. 천천히 심호흡을 하면서 공기가 가슴으로 들어왔다가 나가는 것을 느껴본다. 과거의 행복했던 순간이나 이상적인 미래의 모습을 떠올리는 것도 괜찮다. 명상과 함께 가벼운 스트레칭이나 요가를 하는 것도 몸의 긴장을 풀고 스트레스를 덜어내는 데 효과적이다. 그 외에도 가벼운 산책, 규칙적인 식사, 충분한 수면, 따뜻한 목욕 등이 마음을 다스리는 데 도움이 된다.

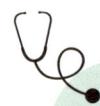

원장님, 궁금해요!

Q 기도나 명상 외에 마음을 다스리는 데 도움이 되는 게 있을까요?

A 자신이 좋아하는 것을 적극적으로 즐기는 것도 한 가지 방법입니다. 향초를 좋아한다면 향초를 태우거나 자신이 좋아하는 향의 디퓨저를 사용해보세요. 스트레스를 해소하고 긴장을 풀어주는 데 효과적인 향으로는 네롤리, 라벤더, 로즈, 사이프러스, 시더우드 등이 있습니다.

음악을 좋아한다면 평소 즐겨 듣거나 마음이 편안해지는 음악을 틀어두는 것도 도움이 됩니다. 반드시 클래식이나 뉴에이지 같이 조용한 음악이나 전형적인 태교 음악만 들어야 하는 것은 아닙니다. 발라드, 댄스, 락 등 장르에 관계없이 본인이 좋아하는 음악을 들으세요. 아기 정서발달에 영향을 주는 음악도 좋지만, 엄마가 좋아하는 음악을 듣는 것도 필요한 일이랍니다. 주변 사람들에게 소음으로 욕먹을 일이 없으면 크게 틀어놓고 신나게 따라 불러보는 것도 도움이 됩니다.

출산후 100일, 통증을 잡으면 몸매가 달라진다

내 몸은
내가 지킨다

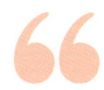

아기를 낳은 지 일 년이 넘어가는데, 아직도 산후풍 증상이 호전되지 않아 걱정이에요. 심한 건 아니지만 찬바람이 불면 더 나빠지는 것 같습니다. 가을 들어서면서부터 손가락이 자꾸 뻣뻣해지고, 허리 통증도 심해지는 것 같아요. 새벽에는 오한도 가끔 들고요. 산후풍 증상이 1년 동안 지속되면 심각한 거 같은데, 아기 봐줄 사람이 없어서 병원을 꾸준히 갈 수가 없네요. 저 같은 경우 어떻게 하면 좋을까요? 집에서 할 수 있는 치료법이 있나요?

산후풍 예방과 치료에는 스트레칭

산모는 임신과 출산 과정에서 관절들이 약해지고 틀어질 수밖에 없다. 불안한 관절들을 지지하느라 주변 근육들은 심하게 경직된다. 그뿐인가. 아기를 안고 앉았다가 일어나는 동작을 자주 반복하게 된다.

아기를 안을 때는 어깨와 등근육에, 앉았다가 일어날 때는 허리와 골반 근육에 무리가 가면서 만성적인 어깨·등 결림, 허리·골반 통증이 생긴다. 그런데 이런 통증은 사전에 어느 정도 예방할 수 있다. 가급적 바른 자세를 취하고, 긴장된 근육이 풀리도록 바로바로 스트레칭을 하는 것이다.

스트레칭은 'stretch'라는 말 그대로 몸을 늘려주는 것이다. 대체로 짧아지고 경직된 근육을 풀어주는 운동을 가리킨다. 스트레칭을 할 때는 충분히 늘려주는 것이 중요하다. 근육이나 인대, 힘줄들을 충분히 늘려주려면 당기는 느낌이 들 정도로 해야 한다. 그렇다고 고통스러울 정도로 당기라는 말은 아니다. '근육이 좀 당기네' '살짝 아프네' 하는 정도의 느낌이 들면 적당하다. 기분 나쁘지 않은, 고통스럽지 않은 정도의 시원함이 느껴지는 게 좋다.

스트레칭을 처음 시작할 때는 몸을 조금만 움직여도 당기고 아플 수 있다. 그러나 동작을 여러 번 반복하다 보면 나중에는 각도를 좀더 크게 벌릴 수 있을 것이다. 처음부터 너무 무리하게 할 필요는 없다. 처음에는 가볍게 시작하고, 조금씩 동작의 폭과 각도를 크게 하면서 강도를 조절하는 게 좋다.

만약 스트레칭을 할 때 당기는 느낌이 전혀 없다면 동작을 잘 못하고 있거나, 불필요한 부위의 스트레칭을 하고 있다는 뜻이다. 근육이 경직된 정도나 근육의 경직 부위는 사람마다 다 다르기 때문에, 자신에 필요한 스트레칭 동작을 필요한 강도로 하는 게 좋다.

임신중 약해진 근육들을 강화시키는 운동

임산부들은 배가 나오면서 복부 근육과 골반 근육이 약해지는 경우가 많다. 이로 인해 허리와 골반이 아프게 된다. 이 경우 치료를 위해서는 복부 근육과 골반 근육을 강화해줘야 한다. '골반이야 허리랑 붙어 있으니 그렇다 치고, 허리가 아픈 데 왜 복근이 중요하다고 하는 걸까?' 이런 궁금증이 생길 것이다.

딱히 다친 기억이 없는데 '누워 있다가 일어날 때 허리가 아프다'는 느낌이 들 때가 있다. 누워 있다가 일어날 때는 허리 뒤의 근육들이 아닌, 몸 앞쪽에 있는 배 부위의 근육이 힘을 써서 일어나게 해준다. 윗몸일으키기가 복근 운동이라는 것을 생각하면 이해가 될 것이다.

그래서 이때 허리가 아픈 것은 대부분 배 깊숙이 있는 근육에서 통증이 나타나는 것인데, 워낙 깊숙이 있어 배보다는 허리에 가깝다. 그래서 실제 통증도 배보다는 허리로 느끼게 된다. 이런 통증은 오래 앉아 있다가 일어날 때, 오래 걸을 때, 혹은 누웠다가 일어날 때 생긴다.

이럴 때는 근력 강화를 위해 등척성 운동을 해주면 좋다. 보통 근력 운동은 움직임을 활용한 운동인 반면, 등척성 운동은 움직임을 최소화하는 운동이다. 움직이지 않는 벽이나 방바닥 등에 대고 힘을 주거나 같은 자세를 취하고 버티는 운동이다. 등척성

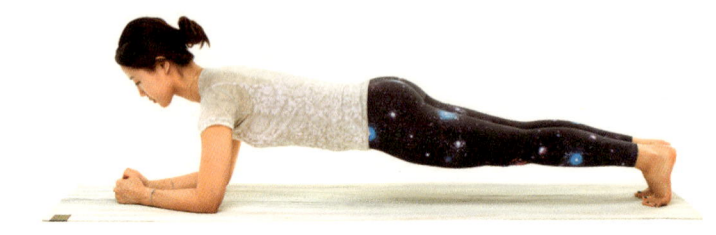

플랭크

운동은 근력 강화 운동이기도 하지만, 반대로 경직된 근육을 푸는 데 도움이 되는 운동이기도 하다.

등척성 운동 동작 중 가장 대표적인 것이 팔을 대고 엎드리는 플랭크(plank)다. 특히 산모들처럼 관절이 많이 약해진 경우에 운동하다가 다칠 것이 걱정된다면, 보통의 근력운동보다는 등척성 운동이 더 안전하다. 그리고 실제 자세를 유지하는 데 중요한 근육들은 일반적인 근력 운동보다 등척성 운동이 더 효과적일 수 있다.

등척성 운동의 기본은 운동하려는 부위에 힘이 들어가게 하되, 움직이지 않고 힘만 주는 것이다. 플랭크처럼 한 번에 30초나 1분 이상 버티면서 버티는 시간을 늘리는 것도 좋지만 힘껏 힘주기를 4~8초 정도 했다가 힘을 빼고, 충분히 쉬어줬다가 다시 힘주기를 반복하는 것도 도움이 된다.

목 스트레칭

+ **뒷목과 등근육 스트레칭**

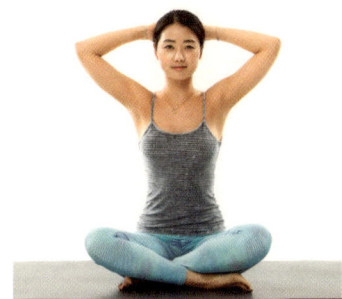 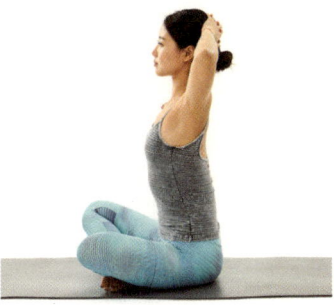

양손을 깍지 끼고 뒤통수 위쪽에 댄다.

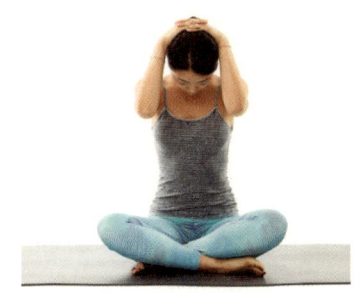 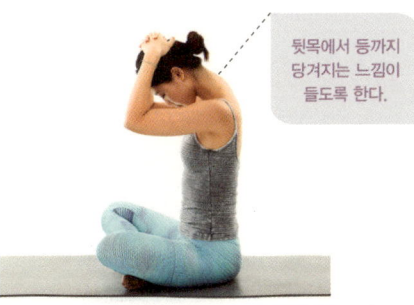

뒷목에서 등까지
당겨지는 느낌이
들도록 한다.

양손으로 머리를 아래로 쭉 눌러준다.
누른 상태로 3~7초 정도 있는다.

✚ 목 주변 근육 풀어주기

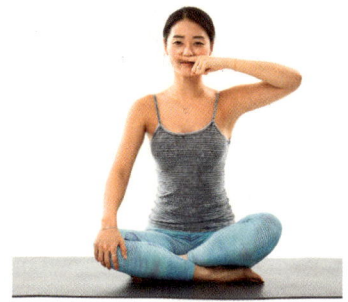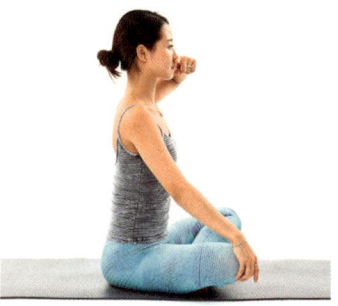

손가락 하나를 코 밑에다 댄다.

뒷목에서 뒤통수까지
당겨지는 느낌이
들도록 한다.

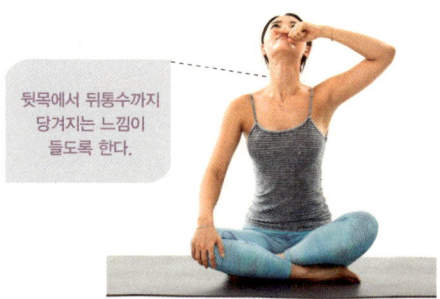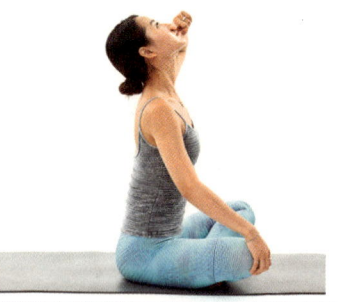

손가락으로 코를 위로 밀어 올려주면서 목을 뒤로 젖혀준다.
고개가 젖혀진 상태로 3∼7초 정도 있는다.

출산후 100일, 통증을 잡으면 몸매가 달라진다

✛ 옆목과 어깨근육 스트레칭

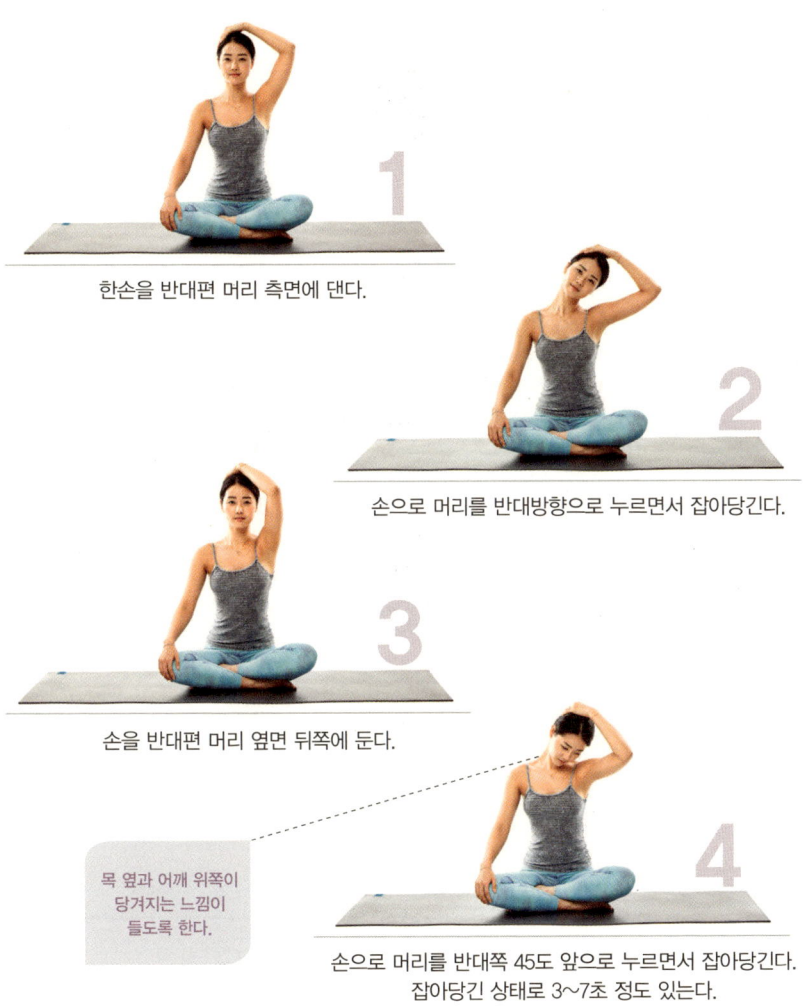

한손을 반대편 머리 측면에 댄다.

손으로 머리를 반대방향으로 누르면서 잡아당긴다.

손을 반대편 머리 옆면 뒤쪽에 둔다.

목 옆과 어깨 위쪽이
당겨지는 느낌이
들도록 한다.

손으로 머리를 반대쪽 45도 앞으로 누르면서 잡아당긴다.
잡아당긴 상태로 3~7초 정도 있다.

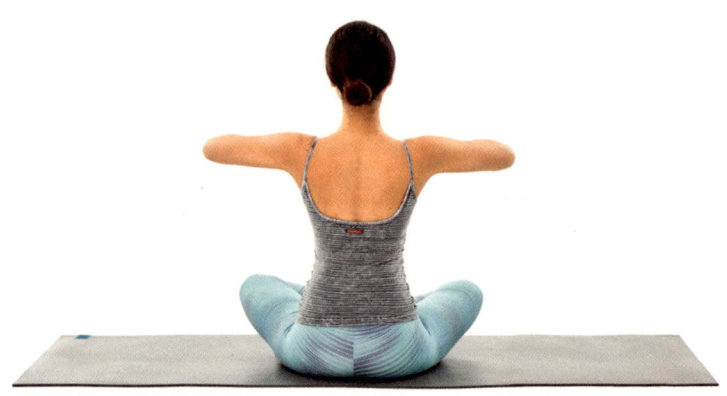

양팔을 옆으로 들어 손이 가슴에 오도록 굽힌다.

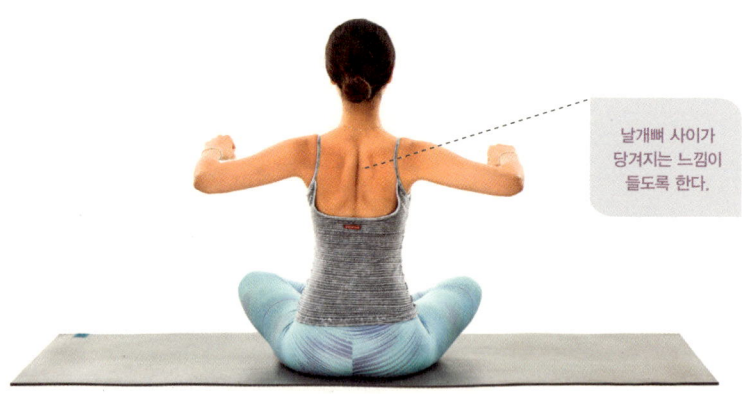

날개뼈 사이가
당겨지는 느낌이
들도록 한다.

팔꿈치가 뒤로 가도록 하면서 양쪽 날개뼈를 모아준다.
모아준 상태로 3∼7초 있는다.

✛ 온몸이 개운해지는 상체 스트레칭

※ 2~4 동작 모두 3~5회 정도씩 흔들어준다. 처음에는 흔드는 각도와 강도를 약하게 하다가 당기는 느낌이 약해지면 각도와 강도를 조금씩 크고 강하게 한다.

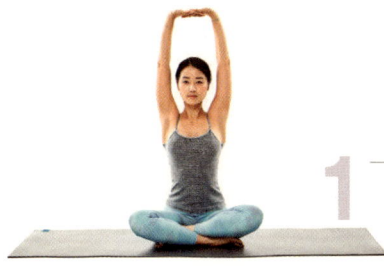

1 양손을 깍지 끼고 위로 쭉 올린다.

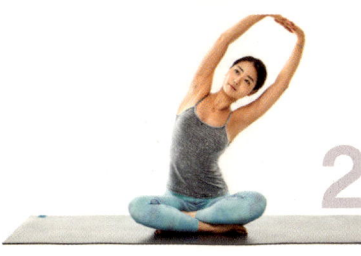

2 옆구리가 늘어나도록 옆으로 몸을 쭉 기울인다. 기울인 상태에서 살짝 흔들어줘서 반동을 준다.

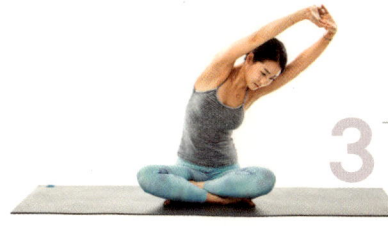

3 옆으로 기울인 상태에서 약간 앞으로 숙인다. 앞쪽 옆으로 기울여진 상태에서 다시 살짝 흔들어줘서 반동을 준다.

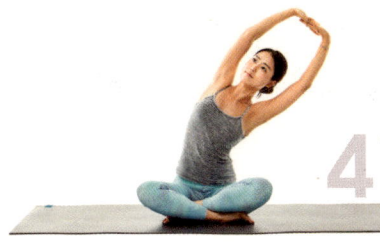

4 옆으로 기울인 상태에서 약간 뒤로 허리를 젖힌다. 뒤쪽 옆으로 기울여진 상태에서 다시 살짝 흔들어줘서 반동을 준다.

허리 스트레칭

✛ **바닥에 누워 좌우로 회전시키기**

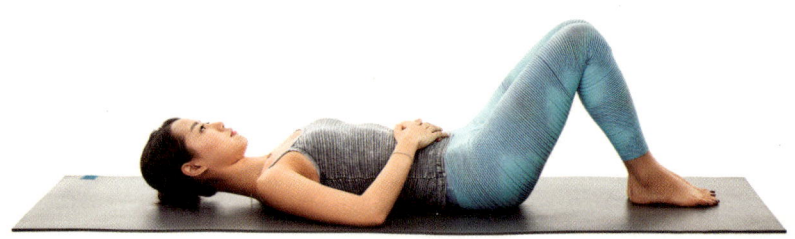

바닥에 등을 대고 누워서 두 손을 배 위에 자연스럽게 모으고
두 무릎을 붙인 채 90도 정도 굽혀준다.

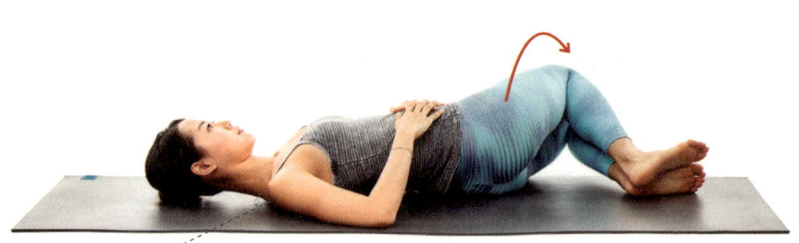

어깨는 바닥에서
떨어지지
않도록 한다.

하체를 천천히 한쪽으로 쓰러뜨린다.
이 자세에서 3~7초 정도 유지한다.

192

✛ 고양이 자세 허리 스트레칭

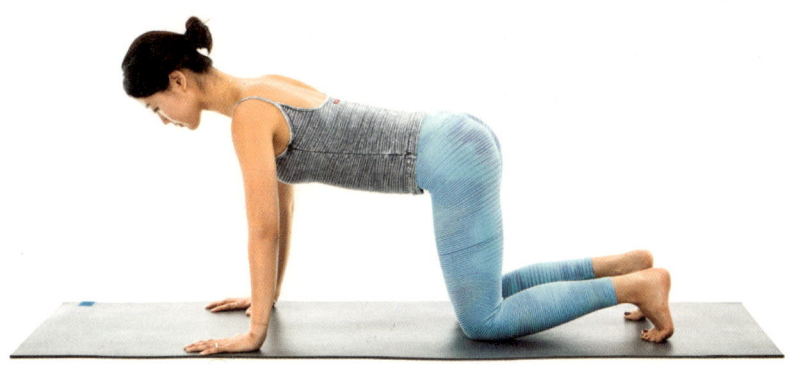

무릎을 굽힌 상태에서 무릎과 손을 대고 엎드린다.

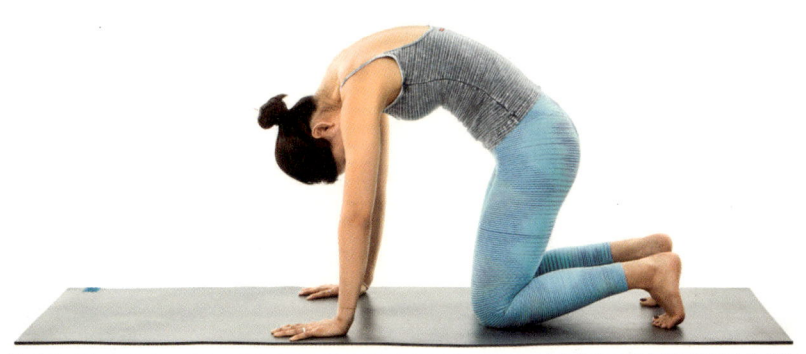

허리를 고양이처럼 웅크려 밀어올린다.

✚ 서서 허리 뒤로 스트레칭

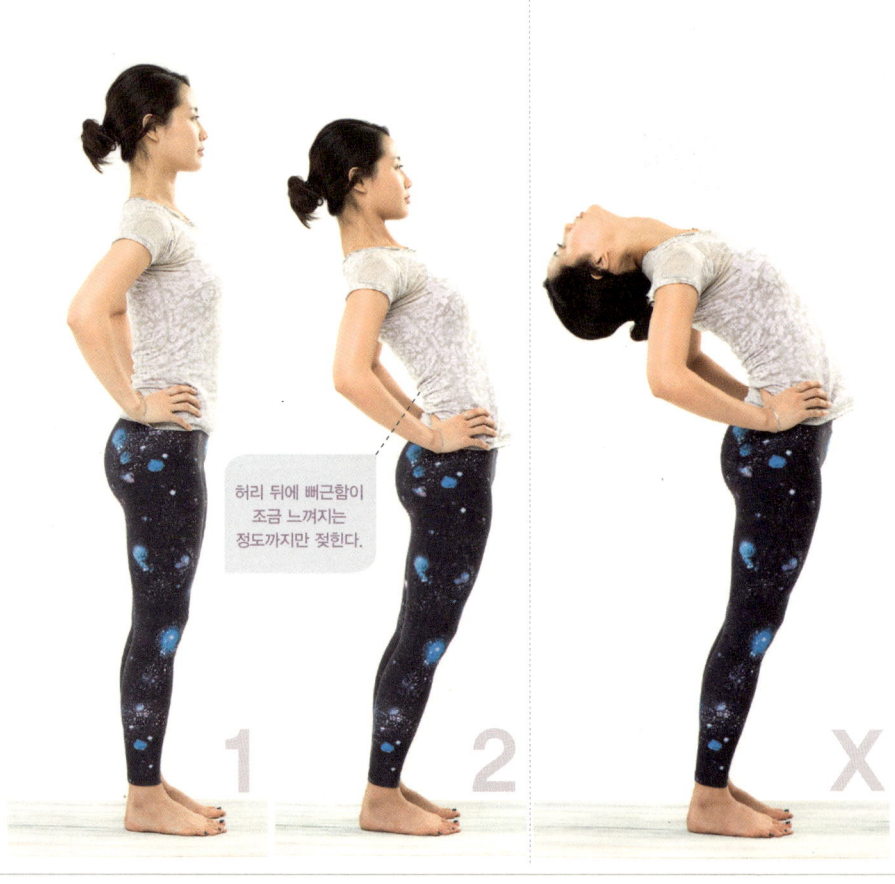

허리 뒤에 뻐근함이
조금 느껴지는
정도까지만 젖힌다.

1 손으로 허리를 양옆에서 잡는다.
2 배를 내밀면서 허리를 젖힌다.
젖힌 상태로 3~7초 정도 있는다.

X 잘못된 자세
허리만 젖혀야지 목을
젖히는 것은 잘못된 자세다.

출산후 100일, 통증을 잡으면 몸매가 달라진다

고관절 스트레칭

✛ 뻣뻣한 고관절 풀어주기 1

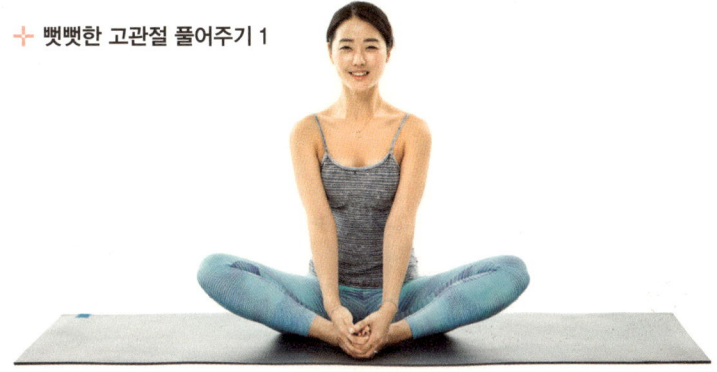

양다리를 벌린 상태에서 발바닥끼리 붙여준다.

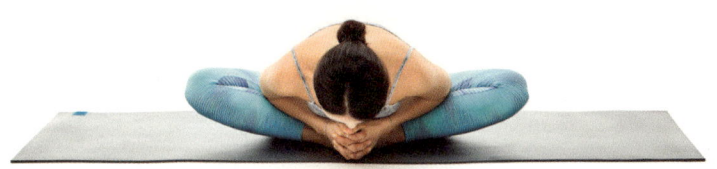

손으로 발을 잡고 팔꿈치로 다리를 누르면서 상체를 아래로 숙인다.
숙인 상태로 3~7초 정도 있는다.

※ 허리나 등의 척추 부분이 아니라 골반에서 숙여지도록 한다.
되는 수준까지만 하고, 목이나 등을 굽혀서 더 숙여지도록 하지 않는다.

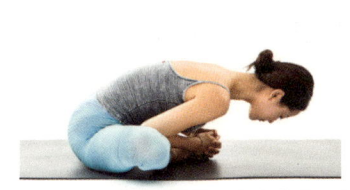

측면에서 본 바른 자세

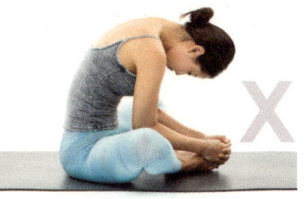

측면에서 본 잘못된 자세

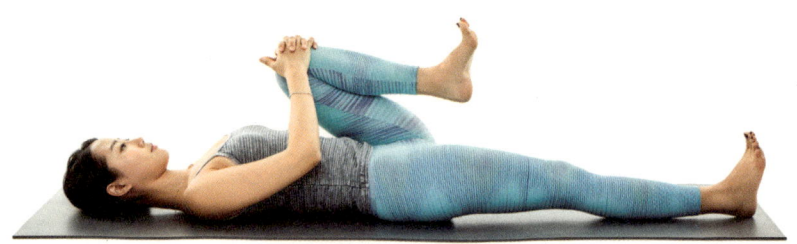

등 대고 누운 상태에서 깍지 끼고 무릎을 잡은 뒤,
가슴 쪽으로 쭉 당긴다.
3~7초 정도 당기고 있는다.

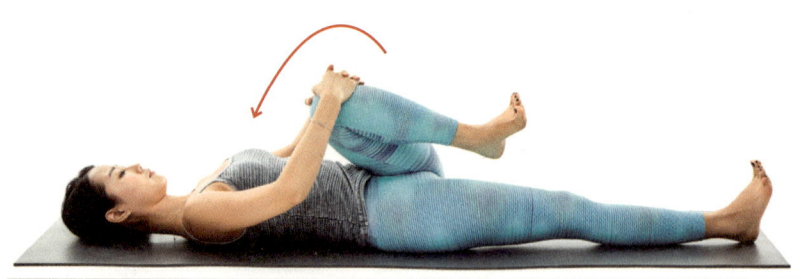

무릎을 반대 어깨 방향으로 쭉 당긴다.

반대쪽도
동일하게 한다.

196

골반 근육 강화 스트레칭

✛ 복근 강화하기

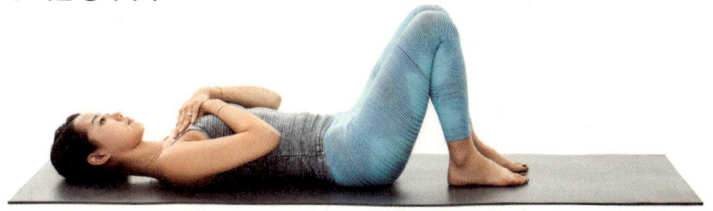

누운 상태에서 양팔은 가슴 위에 겹치고 양쪽 무릎은 90도 정도로 굽혀준다.

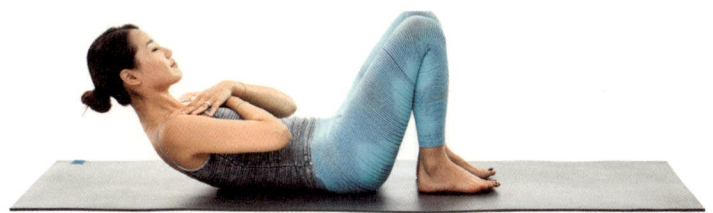

천천히 등이 들리게 상체를 들어준다. (2~3초 걸쳐)
등이 들린 상태로 3~7초 정도 버틴다.
그런 후 천천히 내려간다. (2~3초 걸쳐)

※ 한 번 하고 나서 충분히 쉬어주고 다시 한다. 이때 머리를 앞으로 빼지 않고 등이 들리도록
하는 것이 중요하다. 익숙해지면 올라오는 각도를 조금씩 높이고, 버티는 시간을 늘린다.

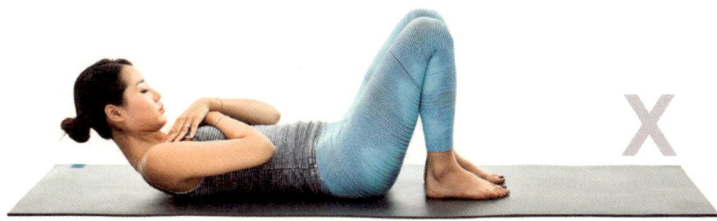

X

X **잘못된 자세** : 사진에서처럼 등은 거의 들리지 않고 목만 앞으로 나가지 않게 한다.

+ 힙업 운동

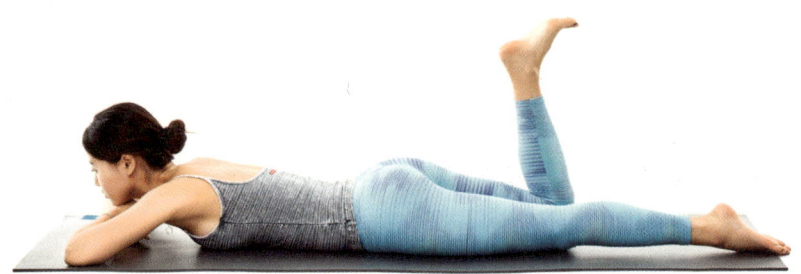

엎드린 상태에서 한쪽 무릎을 90도로 굽힌다.

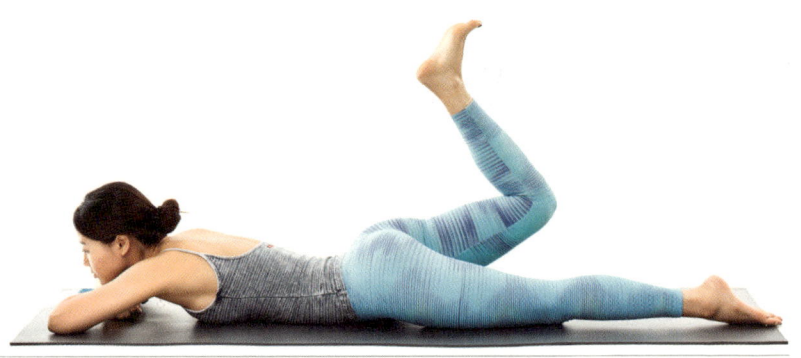

무릎이 바닥에서 떨어지도록 들어올린다.
들어올린 상태로 3~7초 정도 버틴다.

한 번 하고 나서
충분히
쉬어준다.

※ 이때 손을 엉덩이 위쪽에 대면서 힘이 들어가는 것을 느껴보도록 한다.
힘이 들어가지 않는다면 힘이 들어가는 것을 느낄 수 있도록 각도나 높이를 조정해본다.

출산후 100일, 통증을 잡으면 몸매가 달라진다

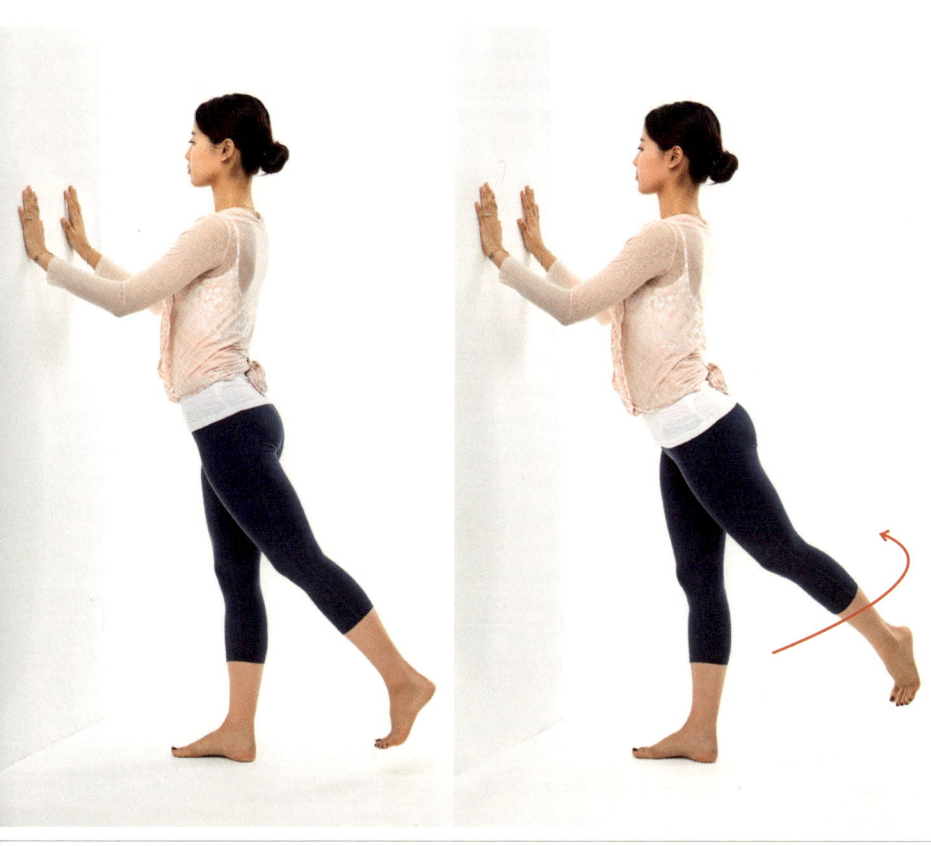

양손을 벽에 대고 서서
한쪽 다리를 뒤로 30도가 되게 들어준다.

뒤로 들은 다리를 반대쪽 발 뒤쪽으로 당겨준다.

각 동작에서
3~7초간
유지한다.

마사지, 이제는 집에서 쉽게 한다

스트레칭으로 근육을 풀어주는 것도 좋지만, 직접 문지르고 눌러주는 마사지를 선호하는 사람들이 더 많을 것이다. 이런 마사지를 전문가에게서 받으면 좋겠지만 아무래도 비용과 시간이 부담스러울 수 있다. 기본적인 요령만 알아두면 집에서도 효과적으로 마사지를 할 수 있다.

스트레칭을 할 때 처음에는 약하게 하다가 서서히 각도나 강도를 늘리는 것처럼 마사지도 처음에는 조금 아쉽다 느낄 정도로 약하게 하다가 서서히 강도를 올리는 것이 좋다. 당장은 조금 덜 시원한 것 같아도 너무 강하지 않게 하는 게 좋다. 그저 쎈 것이 좋다는 생각에 필요 이상 강하게 하다가는 더 아파지거나 다음날 몸살이 날 수도 있다.

집에서 스스로 또는 남편의 도움을 받아 할 수 있는 마시지로 산후의 불편한 증상들을 개선해보자.

혼자서 하는 셀프 마사지

✛ 손목 마사지

손목에서 아픈 부위를 반대쪽 손으로 눌러보면서 찾는다. 보통 손목의 손등 쪽 가운데쯤이나 엄지 쪽 튀어나온 곳 주위가 아픈 경우가 많다. 반대쪽 엄지손가락으로 꾹 누른 상태에서 문질러 준다. 비슷한 방식으로 팔꿈치, 무릎 마사지를 해도 좋다.

이때 손가락을 이용한 마사지의 기본을 알아두면 더 효과적이다. 손가락으로 마사지를 할 때는 우선 마디가 뒤로 꺾이지 않게 한다. 꾹 누른 상태에서 손가락 앞뒤 방향으로 문지른다. 엄지로 하는 경우에는 나머지 손가락으로 잘 잡은 상태에서 마사지한다. 엄지손가락이 조금 지쳤다 싶으면 다른 손가락들을 이용한다. 검지와 중지 또는 중지나 약지를 붙인 상태에서 누르고 문지

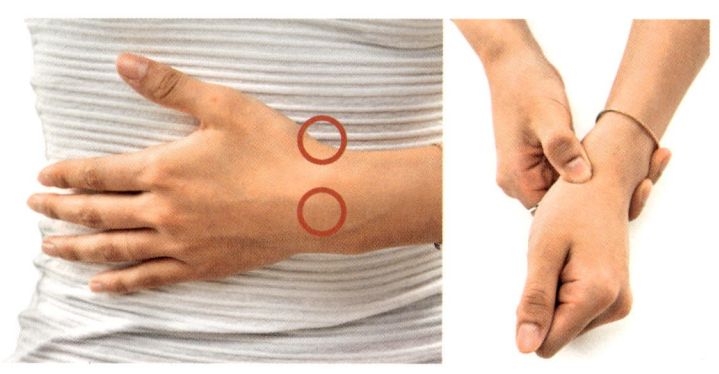

원 부분들이 손목에서 아프기 쉬운 부분들

른다. 이때 엄지손가락으로는 마사지 부위를 잘 지지해주는 것이 좋다.

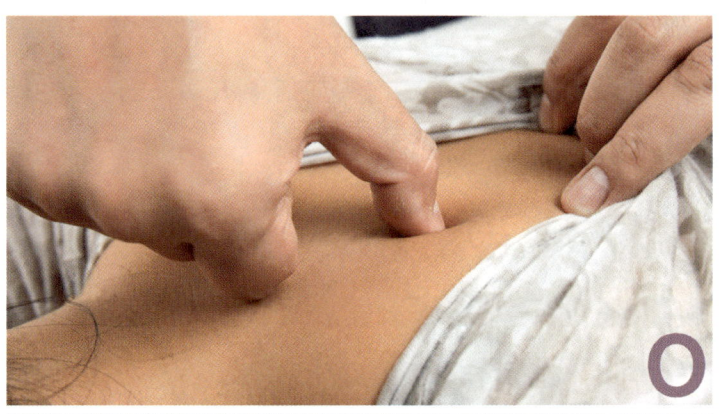

O 좋은 자세 : 마디를 살짝 굽혀서 손가락 끝으로 문질러준다.
단 손톱을 짧게 깎아 피부에 상처가 나지 않도록 유의한다.

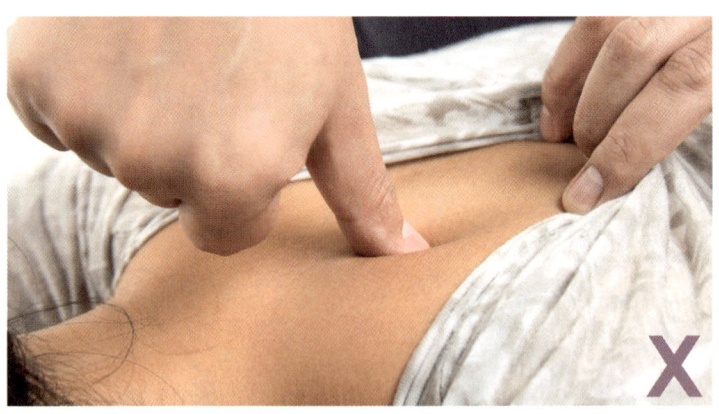

X 나쁜 자세 : 손가락이 꺾인 상태로 하면 마사지하는 사람이 다치기 쉽다.

출산후 100일, 통증을 잡으면 몸매가 달라진다

✛ 골반 테니스공 마사지

골반 통증이 있을 때 테니스공을 깔고 앉거나 그 위에 누워서 마사지하는 방법이다. 고관절통증, 골반근육통, 좌골신경통이 있는 경우에 좋다. 이 부위들이 불편한 경우, 손으로 골반을 두드리거나 주먹을 깔고 앉아 혼자서 힘들게 자극하는 경우가 많다. 손으로 힘들게 하는 대신 테니스공을 이용하면 간편하게 자극할 수 있다. 공을 깔고 앉거나 누워서 조금씩 몸을 움직이며 아픈 부위가 자극되도록 해주는 것이다. 경우에 따라 테니스공 대신 골프공이나 야구공으로 대체할 수 있다. 골반 외에 허벅지나 등에도 응용 가능하다.

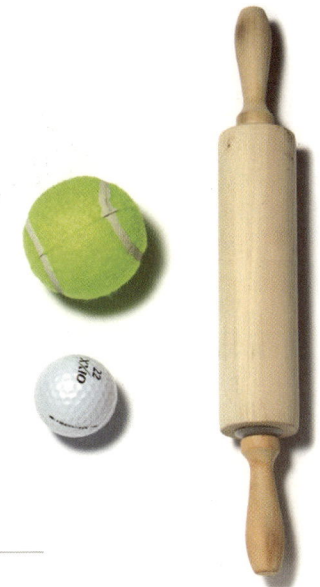

집에서 활용할 수 있는 마사지 도구들

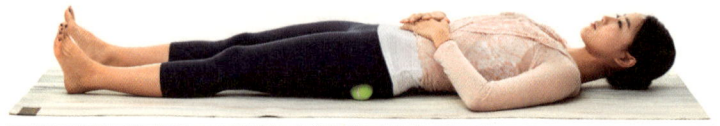

테니스공을 깔고 누워 마사지하는 모습

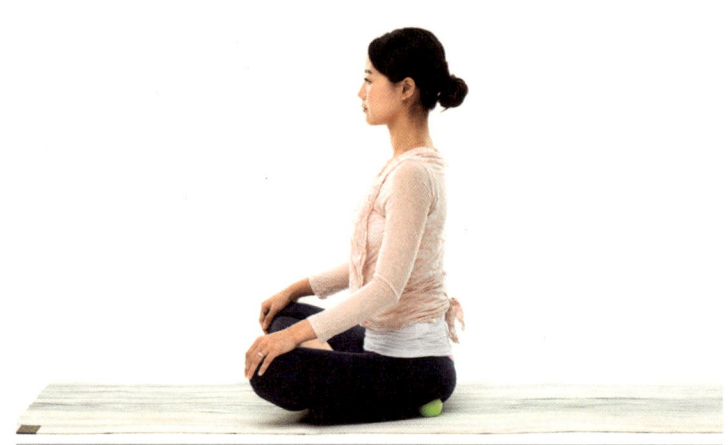

테니스공을 깔고 앉아 마사지하는 모습

혼자 힘들게 하던
마사지, 도구를 이용해
손쉽게 해보자.

출산후 100일, 통증을 잡으면 몸매가 달라진다

✛ 마찰 마사지

몸 여기저기가 불편해서 혼자 눌러도 보고 문지르고 하다 보면 우툴두툴하게 걸리는 곳들이 있다. 이는 근육이나 힘줄이 굳은 살처럼 변하면서 들러붙은 것으로, 유착이 된 것이다.

이런 경우에는 일반적인 물리치료, 침치료, 마사지로는 아픈 부분이나 불편한 부위가 잘 풀리지 않는다. 오히려 강하게 비벼주는 것이 낫다. 단 그냥 풀릴 정도로 비비는 것으로는 되지 않고, 유착이 떨어질 정도로 강하게 비벼야 한다. 좀 아플 정도로 비벼야 효과가 있다.

이런 식의 마찰 마사지는 다친 지 오래 됐거나 이런 저런 치료를 해도 별다른 효과 없이 계속 아픈 경우에 쓸 수 있는 방법이다. 특히 찬바람을 쐬면 유독 시큰거릴 때 아픈 곳을 찾아내 강하게 비벼줘보자.

그러고 나면 당장 따뜻해지면서 시원해지는 것을 느낄 수 있다. 발목을 다친 지 몇 년 됐는데 한 번씩 시큰거리는 경우에 해볼 수 있다.

그러나 약해진 부위를 잘못 마사지하면 손상이 더 심해져 증상이 악화될 수 있고 피부에도 상처가 날 수 있으니 조심하도록 한다.

✛ 발목 마사지하기

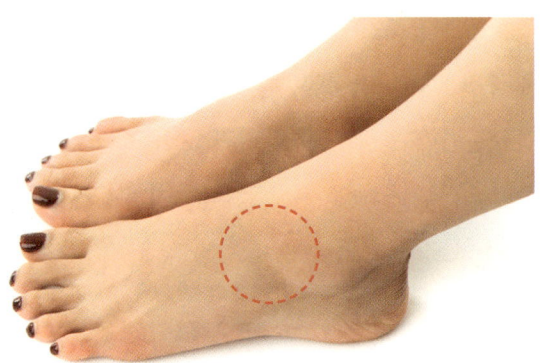

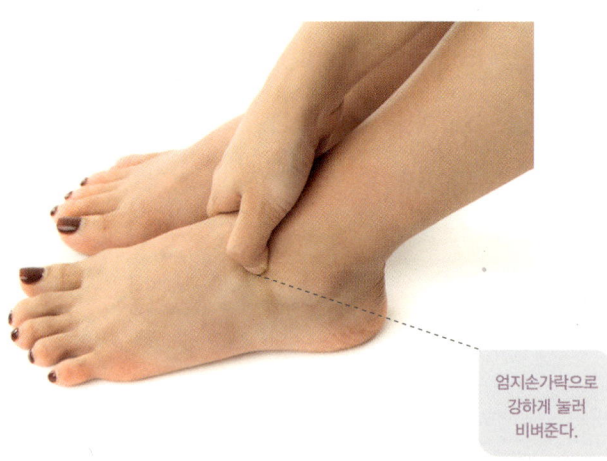

엄지손가락으로
강하게 눌러
비벼준다.

출산후 100일, 통증을 잡으면 몸매가 달라진다

부부끼리 하는 마사지

✛ 손가락을 이용한 마사지

아픈 부위를 양손 엄지손가락으로 꾹꾹 눌러준다. 또는 검지와
중지를 붙여서 같이 누르고 문질러준다.

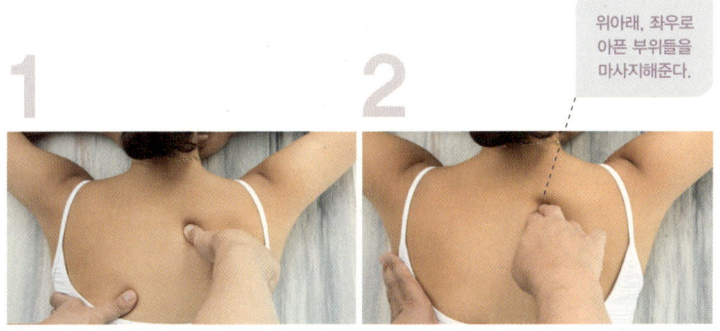

위아래, 좌우로
아픈 부위들을
마사지해준다.

1 등을 엄지손가락으로 꾹 눌러서 위아래로 문질러준다.

2 등을 검지와 중지로 꾹 눌러서 위아래로 문질러준다. 손가락 마디가 뒤로 꺾이지
않도록 해야 한다. 손가락 마디가 꺾이면 힘은 제대로 전달되지 않고, 오히려 마사지
하는 사람이 다칠 수 있다.

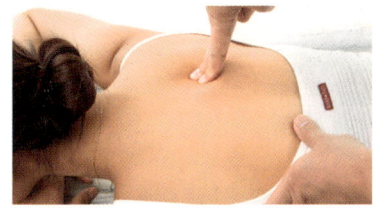

X

잘못된 자세로 마사지하는 모습
(손가락 마디가 과하게 꺾이지 않아야 한다.)

✚ 손바닥을 이용한 마사지

넓은 부위는 손목을 90도로 꺾은 상태로 눌러 체중을 실어서 문질러준다. 이때, 손바닥 전체보다는 소어제 부위로 눌러주도록 한다. 팔꿈치를 쭉 펴준 상태로 힘을 주거나, 팔꿈치를 굽히는 경우에는 굽힌 상태에서 팔꿈치가 움직이지 않게 몸에 붙여 고정한 상태로 체중을 싣는 것이 좋다.

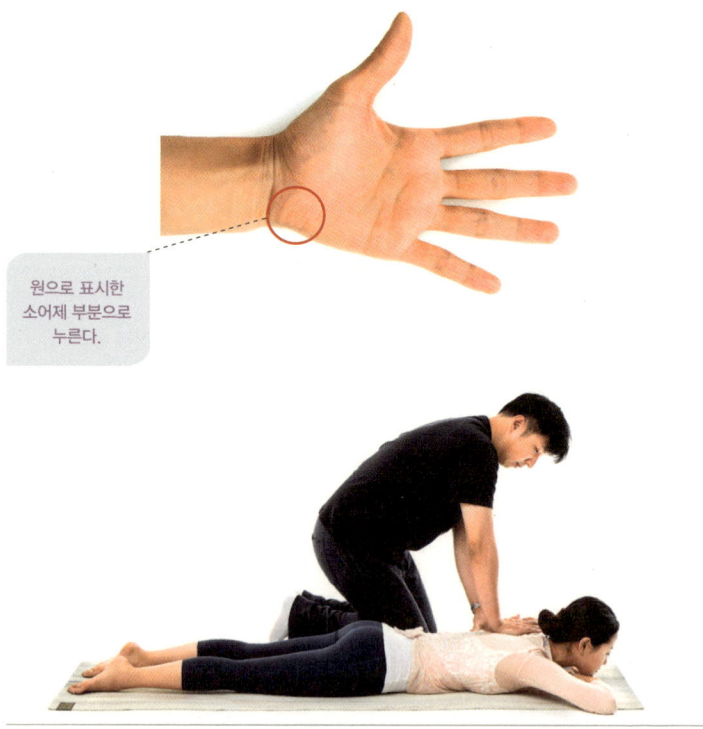

원으로 표시한 소어제 부분으로 누른다.

O 좋은 자세 1 : 팔꿈치를 펴고 손바닥으로 등을 누른다.

출산후 100일, 통증을 잡으면 몸매가 달라진다

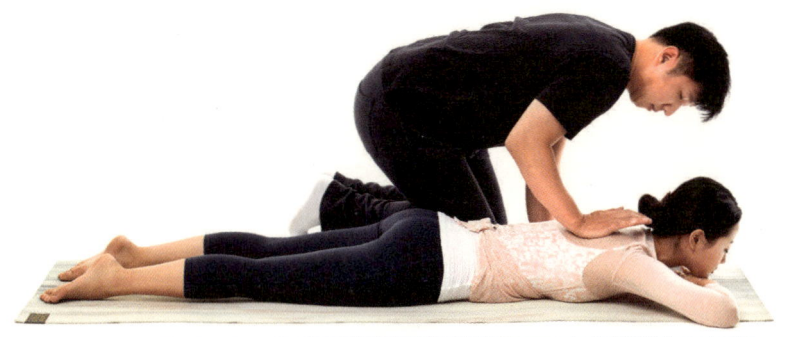

O 좋은 자세 2 : 등을 누를 때 팔꿈치를 굽혀서 몸에 붙인 모습

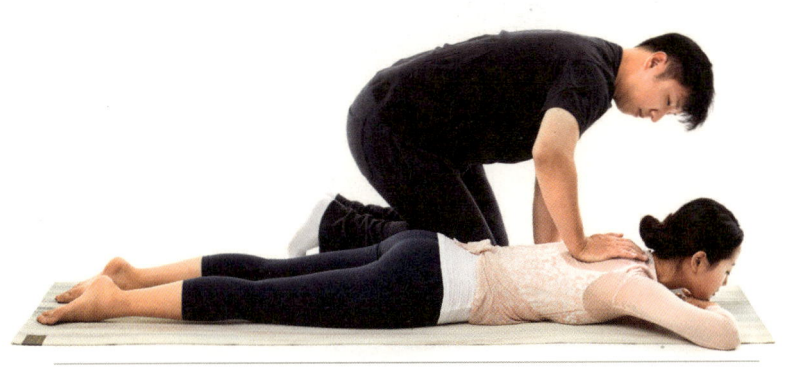

X 잘못된 자세 : 누를 때 팔꿈치가 몸에서 떨어진 모습

✛ 팔꿈치를 이용한 마사지

골반처럼 자극해야 하는 부위가 깊숙한 경우 손가락이나 손바닥으로는 충분히 힘을 싣기 어려울 수 있다. 이럴 때에는 팔꿈치를 이용하면 깊숙이까지 힘을 전달하기 훨씬 쉽다. 이때 팔에 힘을 주어 문지르기보다는 체중을 실은 상태에서 몸을 움직이는 것이 좋다.

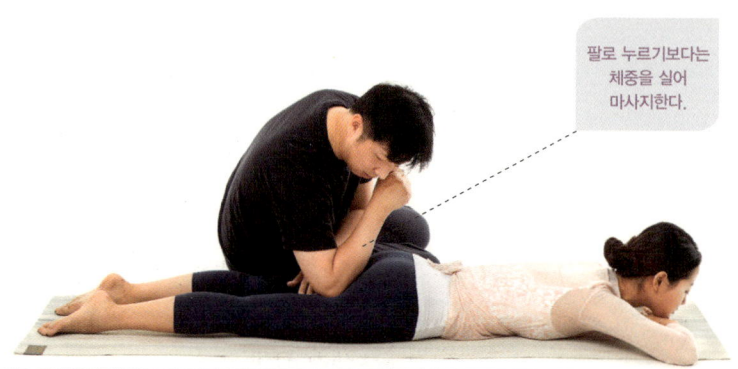

팔로 누르기보다는 체중을 실어 마사지한다.

팔꿈치로 허벅지를 눌러 풀어준다.

✛ 골반 마사지

아내는 엎드리고, 남편이 옆에 앉아 팔꿈치를 골반에 대고 체중을 싣는다. 아픈 부위를 찾아 작은 원을 그리면서 문질러준다.

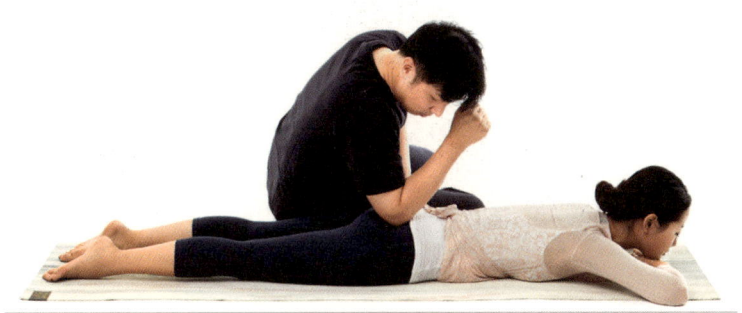

팔꿈치로 골반을 눌러 풀어준다.

✚ 등 마사지

아내는 엎드리고 척추의 양 옆 7~8센티미터 정도를 엄지손가락
으로 문질러준다. 견갑골 사이를 마사지하는 경우에는 산모가
팔을 모아 엎드린 상태에서 해야 힘이 더 잘 전달된다.

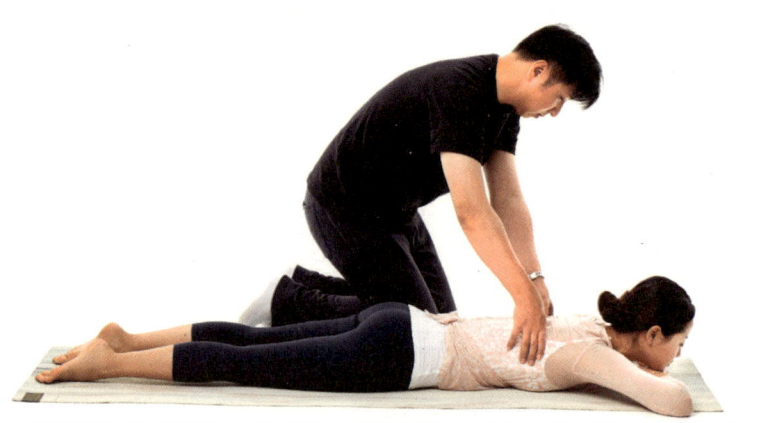

엄지손가락으로 등을 눌러 풀어준다.

✛ 어깨 마사지

승모근, 견갑근 부위를 엄지손가락으로 문지른다. 경우에 따라
서는 팔꿈치를 이용하거나 밀대 같은 도구를 사용해도 좋다.

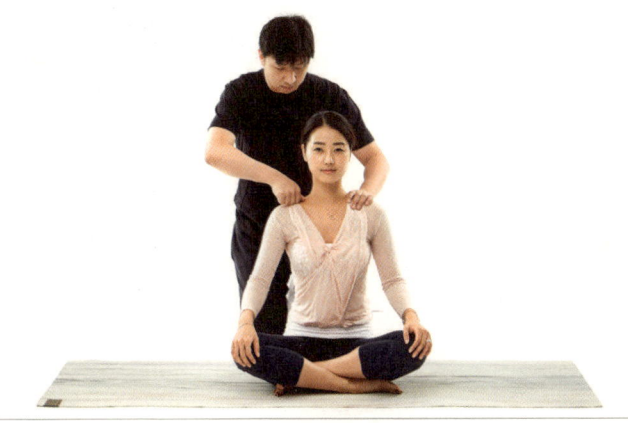

엄지손가락으로 어깨를 눌러 풀어준다.

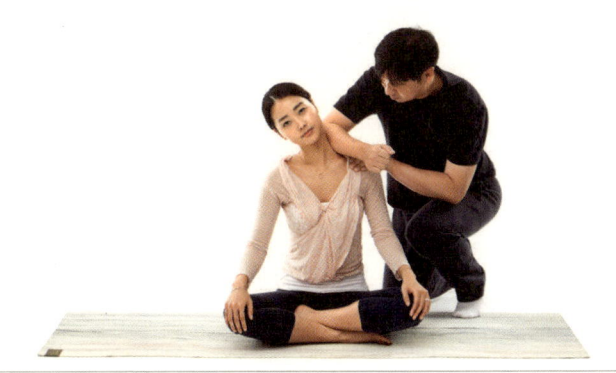

팔꿈치로 어깨를 눌러 풀어준다.

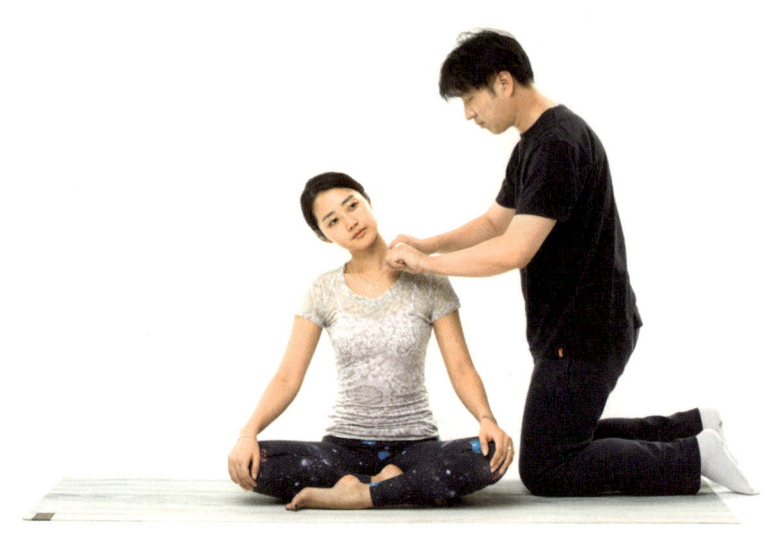

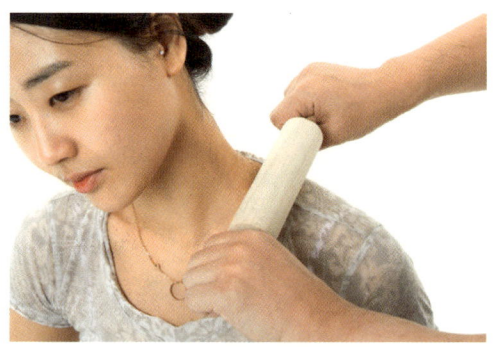

밀대를 이용한 어깨 마사지

양손으로 밀대를 잡고 어깨에서부터 목까지 적당한 압력으로 누르면서 문질러준다.
이때 목은 자연스럽게 힘을 빼고 반대쪽으로 기울여주면 좋다.

한손으로 이마를 잡고 다른 손 엄지와 중지, 약지로 척추 양옆을 잡고 꼬집듯이 힘을 줬다 풀었다 하면서 문지른다. 목 위아래로 왔다 갔다 하면서 아내가 더 아프다고 하는 곳 중심으로 문질러 준다.

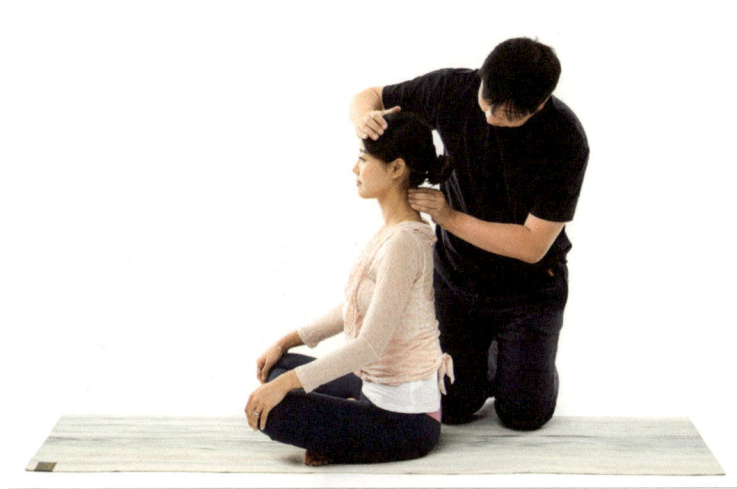

엄지, 중지, 약지 세 손가락을 이용해 마사지한다.

✛ 엎드려서 하는 목 마사지

아내는 엎드리고 남편은 옆에 자리한다. 머리 위부터 목 뒤에 툭
튀어나온 대추혈 옆까지를 엄지로 꾹꾹 눌러주거나 엄지손가락
과 중지, 약지로 집어 문질러준다.

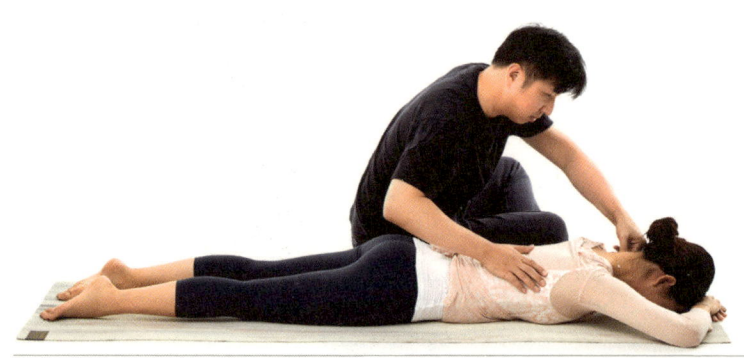

엄지손가락을 이용해 마사지한다.

출산후 100일, 통증을 잡으면 몸매가 달라진다

목욕 & 찜질 : 온몸의 피로를 풀자

산부인과에 가면 씻으려는 산모와 이를 말리는 친정엄마의 실랑이를 종종 목격할 수 있다. 우리 전통 산후조리 문화에서는 출산 후 씻는 것을 상당히 부정적으로 보기 때문에 벌어지는 일이다. 하지만 현대 의학에서는 출산 직후만 아니라면 충분히 씻어 청결을 유지하라고 말한다. 과거와 비교하여 생활환경이나 주거 형태가 완전히 달라졌기 때문이다.

출산 후 샤워나 목욕은 감염의 우려만 없다면 괜찮다. 따뜻한 물에 잠시 몸을 담그거나 샤워를 하면 경직되고 민감해져 있던 근육과 관절들이 적당히 이완되면서 통증도 줄어들고 혈액순환도 좋아진다. 다만 탕에 몸을 담그고 하는 입욕은 출산 후 2주 정도는 피하는 게 좋다. 분만 직후 입욕 목욕을 하게 되면 자궁경부에 염증이 생길 수 있기 때문이다.

목욕시 목까지 따뜻한 물에 잠기면 호흡이 불편해지거나 머리로 열이 몰리는 느낌이 들기도 한다. 산모들은 가슴이 답답하거나 얼굴에 열이 오르기 쉽기 때문에 이런 전신욕이 부담스러울 수 있다. 이럴 땐 허리까지만 담그는 반신욕을 해보자. 하지만 어깨가 많이 무겁고 아프다면 잠깐씩이라도 어깨까지 물에 잠기도록 해 근육을 이완시켜주면서 피로를 풀어주도록 한다.

만일 분만 직후에 찝찝해서 씻고 싶은데 샤워하기가 부담스럽

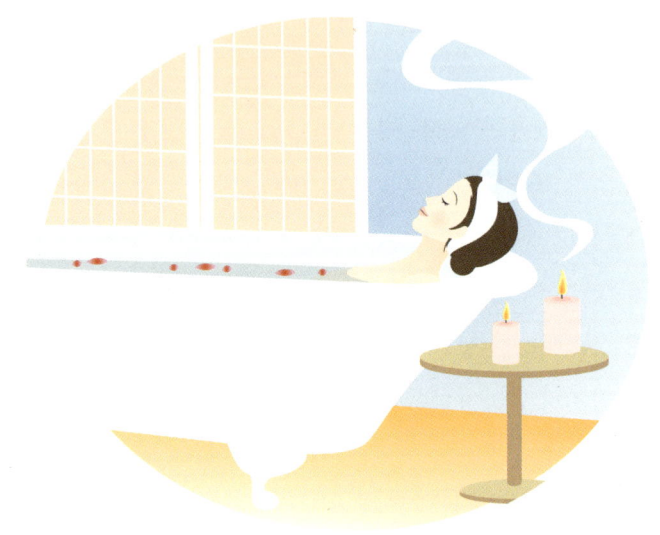

따뜻한 목욕을 통해 굳어 있는 몸을 풀고 피로도 개선해보자.

다면 따뜻한 물로 스펀지를 적셔 몸을 닦아내는 방법도 추천할 만하다. 스펀지를 적실 때, 따뜻한 물에 라벤더, 네롤리, 티트리 같은 에센셜 오일을 몇 방울 넣어 사용하면 기분이 더 상쾌해진다. 또 산후 좌욕에 많이 사용하는 약쑥을 달인 물로 해도 좋다.

　최근에는 산후조리원에서 찜질방을 설치하거나 좌훈, 좌욕 등의 서비스를 제공하기도 한다. 이는 모두 하복부를 중심으로 전신의 혈액순환을 도와 자궁의 수축과 회복을 돕는 방법으로 알려져 있다. 하지만 피로할 정도의 고온이나 장시간 찜질, 화상을 입을 정도의 뜸, 회음부가 아물기 전에 하는 좌욕 등은 득보다는 실이 많을 수 있으니 적절하게 활용하자.

좌욕은 면주머니에 익모초, 홍화, 약쑥 등의 약재를 넣어 충분히 우려낸 후 오목한 대야에 우려낸 따뜻한 물을 붓고, 벨트라인이 약간 잠길 정도로 앉아 있으면 된다. 매일 5~10분 정도 꾸준히 하면 효과를 볼 수 있다. 좌훈은 앞서 말한 약재를 물과 같은 비율로 넣고 성분이 충분히 우러날 때까지 10분 정도 끓인 후 그 물을 부은 대야 위에 걸터앉아 5분 정도 훈증하면 된다. 이때는 뜨거운 물에 엉덩이가 직접 닿지 않도록 주의해야 한다.

산모들이 산후풍으로 많이 호소하는 증상 중 하나는 손목, 발목 등 관절의 시큰거림이다. 이런 증상은 수면에도 방해가 되고 일상생활에도 불편을 주며 쉽게 치료되지 않는다. 만약 시큰거

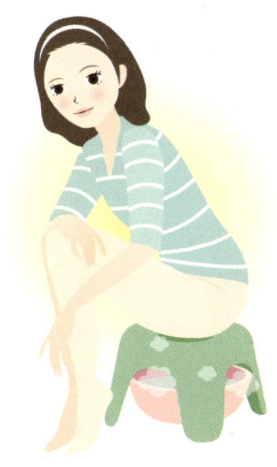

좌훈을 통해서 자궁의 수축과 회복을 돕는다.

리는 증상을 근본적으로 개선하고 싶다면 조직회복과 혈액순환을 돕는 침과 뜸치료를 받으면서 규칙적인 운동을 하는 것이 바람직하지만 당장 병원을 찾기 어려울 때는 혼자 마사지를 하거나 붙이는 핫팩, 전기장판, 온습포 등을 활용하는 것도 좋은 방법이다. 단, 화상이 생기지 않도록 조심해야 한다. 붙이는 핫팩이나 파스 사용시에는 오랫동안 붙여놓았을 때 접착제로 인해 피부 트러블이 발생할 수 있으니 주의하도록 하자.

피부 & 탈모 관리 : 내 피부에 영양 듬뿍

임신과 출산을 경험하면서 여성의 피부는 빠르게 나이 들어간다. 더구나 출산을 하고 나면 에스트로겐이 급격히 감소해 다크서클은 진하게 내려오고 기미와 잡티가 올라오고 칙칙한 안색에 주름은 더욱 깊어진다. 또 피부 자체가 매우 약하고 민감해진 상태여서 외부 물질에 의해 쉽게 트러블이 일어날 수 있다. 때문에 출산 직후에는 순한 비누와 물로만 세안을 하고 보습크림 정도만 충분히 바르고, 가벼운 마사지로 부기가 빠질 수 있게 한다. 적극적인 피부 관리는 출산 후 한 달 즈음부터 시작하는 것이 좋다. 다만, 산모마다 회복 속도가 다르니 본인의 피부 상태에 맞춰 순한 팩이나 마사지 등으로 시작하는 것이 좋다.

적당한 시기가 되어 본격적으로 산모의 피부 관리를 시작할 때가 왔다면, 임신과 출산으로 잃어버린 피부 활력과 탄력 관리를 해보자. 이때는 안색을 밝게 해주는 미백케어와 주름을 방지하는 세럼이나 크림을 바르는 것이 좋다. 또 피부 재생 촉진을 위해 스크럽을 적당히 활용하고 일주일에 한두 번 신선한 야채나 과일로 만든 탄력 팩이나 수분 팩도 해준다.

하지만 주의해서 하자. 여전히 산모의 피부는 예민한 상태이기 때문에 팩을 할 때는 자극을 줄일 수 있도록 얼굴에 거즈를 덮는 것이 좋다. 모유수유를 하는 산모들은 혹여나 화장품 성분이 아기에게 나쁜 영향을 미치는 건 아닌지 걱정하기도 하는데, 너무 걱정하지 않아도 된다. 화장품을 발라 피부를 통해 들어오는 성분은 미미하다.

망가진 피부 못지않게 산모들을 고민하게 만드는 또 하나의 바로 탈모다. 산후조리중인 친구를 찾았던 사람이라면 대부분 이런 푸념을 들었을 것이다. "아이 낳은 후로 머리숱이 반으로 준 것 같아. 머리 감을 때마다 물 내려가는 구멍이 막힐 정도라니까." 머리숱이 많아 미용실 가기가 미안하다던 여성들도 출산 후 한움큼씩 빠지는 머리카락을 보면 걱정을 넘어 두려움까지 느끼게 된다. 이처럼 산후 탈모는 많은 산모들을 괴롭히는 고민거리다.

임신중에는 에스트로겐 분비가 늘어나서 탈모를 일으키는 안

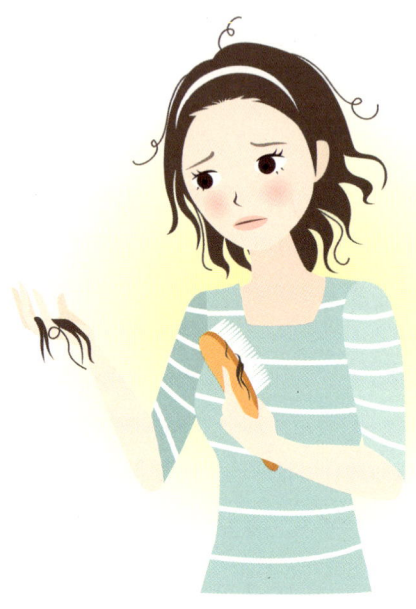

드로겐의 활동이 억제된다. 그래서 머리카락이 나고 자라고 빠지는 사이클이 느려져 머리카락이 잘 빠지지 않는다. 그러다 출산을 하고 나면 에스트로겐 분비가 급격히 줄어들고 안드로겐의 활동이 활발해져 출산 후 한 달이 지나면서부터 머리카락이 많이 빠지기 시작한다. 이런 이유로 많은 산모들이 극심한 스트레스를 받는다.

　하지만 일시적인 현상일 뿐이고 대부분 곧 정상으로 돌아오니 크게 걱정하지 않아도 된다. 만약 산후 6개월이 지났는데도 하루에 100개 이상의 머리카락이 빠진다면 전문의에게 진찰을 받고 원인을 파악해야 한다. 또 산후에 발생하는 탈모라 하더라도 원

출산후 100일, 통증을 잡으면 몸매가 달라진다

형탈모는 그 원인이 출산이 아니라 스트레스인 경우가 많으므로 즉시 전문가의 도움을 받도록 하자.

산후에 탈모가 계속되는 원인으로는 단백질 부족, 육아 스트레스, 무리한 산후 다이어트 등이 있다. 그러므로 너무 무리한 다이어트는 자제하자. 그리고 가족들의 도움을 받아 가끔이라도 육아 스트레스에서 벗어나는 것이 좋다. 또한 두피의 청결을 유지하는 것이 아주 중요하다. 아침보다는 자기 전에 머리를 감아 하루 종일 쌓인 먼지와 피지를 제거하는 것이 좋은데, 이때는 머리를 속까지 잘 말리고 자야 한다.

샴푸를 하기 전에 빗질을 하면 두피를 자극해 혈액순환이 원활해지므로 탈모에 도움이 된다. 마지막으로 덧붙이자면 머리는 자주 감는 것이 좋다. 머리를 자주 감으면 머리카락이 더 많이 빠지는 것처럼 느껴질 수 있지만 그렇지 않다. 두피를 깨끗하게 해 막힌 모공을 열어 호흡을 원활하게 만들기 때문에 모발을 건강하게 만드는 데 도움이 된다.

사실 산후 모발 관리는 일반적인 모발 관리와 크게 다르지 않다. 다만 출산 후 두피와 머리카락이 민감해진 것을 고려해 빗질과 드라이기 사용 등은 자극이 강하지 않도록 조심해서 한다. 그리고 모근에 부담을 주는 펌이나 염색은 가능한 한 뒤로 미루고, 머리를 잡아당겨 묶는 것도 삼가는 것이 좋다. 두피나 모발 영양제를 사용하는 것도 권할 만하다.

산후 비만 관리, 똑소리 나게 제대로 하는 법

출산 후 몇 달 만에 예전 같은 날씬한 몸매로 방송에 나오는 여자 연예인들을 보는 엄마들의 마음은 부럽다 못해 슬프기까지 하다. "나도 저 여자들처럼 돈 들여 관리를 받았으면 이 모양 이 꼴은 아닐 텐데!"라며 질투 어린 말을 늘어놓기도 한다. 그런데 정말 그럴까? 물론 돈 들여 관리를 받는 것도 적지 않은 도움이 된다. 하지만 실제로는 산모 스스로 산후 비만 관리를 얼마나 의지를 갖고 제대로 하느냐가 훨씬 더 중요하다.

한 연구 결과를 보면 산모들의 출산 6개월 후 몸무게는 임신 전보다 평균 3~4킬로그램 늘어난 것으로 나타난다. 그렇다면 왜 산모들은 체중을 줄이지 못하는 걸까? 물론 육아 때문에 운동하고 관리할 여유가 없는 것도 이유다. 하지만 알고 보면 무조건 잘 먹고 잘 쉬어야 한다는 잘못된 산후조리 문화 때문인 경우가 많다. 실제로 많은 산모들이 영양을 과도하게 섭취하면서 몸은 별로 움직이지 않는다.

산후 비만 관리의 첫걸음은 일반적인 다이어트와 비슷하다. 덜 먹고 더 움직이는 것이 기본이다. 식사량과 칼로리 제한을 무조건 하기보다는 하루 세 번 규칙적으로 정해진 시간에 정해진 양을 먹는 식습관이 중요하다. 더불어 충분히 수면을 취하고 적절하게 운동을 하는 것이 좋다. 또 모유수유도 산후 다이어트에

크게 도움이 되므로 가능하면 출산 후 6개월은 모유수유하기를
적극 권한다.

아기를 돌보다 보면 시간 날 때 아무거나 대충 먹기도 하고,
점심을 거르고 저녁에 과식을 하는 경우가 많다. 바로 이것이 산
후 비만을 피하지 못하는 가장 큰 이유다. 그러니 귀찮고 힘들더
라도 하루 세 번, 규칙적으로 식사하는 습관을 갖도록 노력해야
한다.

식단도 일반 다이어트와 다를 필요 없다. 식사는 현미, 잡곡,
콩류, 채소, 해조류 등 골고루 먹되 섬유질 식품 비중을 높이고,
산모라는 특성상 단백질 섭취를 충분히 한다. 육류는 조금 줄이
고 대신 두부나 생선을 더 챙겨 먹으면 좋다. 다만 탄수화물, 특
히 밀가루와 설탕 섭취는 조금 줄이는 것이 좋겠다.

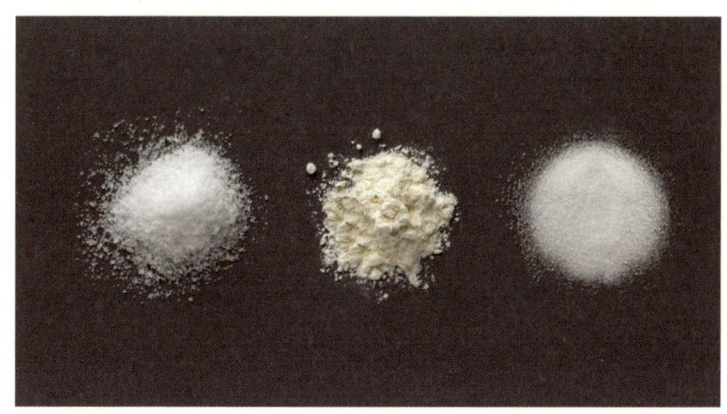

산후 다이어트를 위해 줄여야 하는 소금, 밀가루, 설탕

조리 방법도 중요한데, 자극적이지 않게 간을 하고 기름에 튀기거나 볶기보다는 찌거나 굽고 삶는 방식으로 담백하고 싱겁게 먹는 것이 바람직하다. 식사 외에 한두 차례 과일, 채소, 우유, 요구르트 등을 간단히 간식으로 먹는 것은 괜찮다. 그리고 물은 충분히 마시도록 한다. 물이나 허브티 등을 자주 마시되 카페인 음료는 수유중에 자제하는 것이 좋다.

잠을 잘 자는 것도 중요하다. 수면이 산후 비만과 어떤 관련이 있을까 의아할 수도 있다. 하지만 산모는 출산으로 인해 체력이 많이 떨어지고 부종도 심한 상태라서 이를 회복하기 위해서는 숙면을 하는 것이 굉장히 중요하다. 숙면을 통해 체력이 보강되고 신진대사가 활발해져 부종이 빨리 없어지면, 이후 산후 다이어트 성공 확률은 크게 높아진다. 또 몸의 컨디션이 좋아지면 기초대사량이 높아지고 일상생활을 활기차게 할 수 있으므로 전체적인 에너지 소모량도 증가하게 된다.

마지막으로 중요한 것은 적절한 운동이다. 산후 3개월 정도가 되면 스트레칭, 요가, 맨손체조뿐 아니라 강도를 높여 빠르게 걷기, 가벼운 조깅 등 유산소 운동을 해도 된다. 다이어트를 위한 운동을 할 때는 근력 운동을 먼저 하고 유산소 운동을 나중에 하는 것이 좋다. 근력 운동을 하는 동안 지방 이외의 곳에서 에너지를 쓰고, 그 다음 유산소 운동을 할 때 에너지를 지방에서 바로 쓸 수 있기 때문에 체지방 감소에 더 효과적이다.

다이어트약을 처방받을 수도 있다. 단, 이때 한방이든 양방이든 일부 다이어트약의 성분은 모유수유에 지장을 줄 수 있음을 염두에 두자. 특히 병원이나 한의원에서 직접 진찰을 받고 처방받은 약이 아니라면 산모와 아기에게 위험할 수 있다. 때문에 산모는 의사나 한의사에게 수유 여부에 따라 복용가능한 약들을 처방받아 복용하는 것이 좋다.

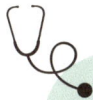

원장님, 궁금해요!

Q 튼살 때문에 고민이 많아요. 해결할 방법이 없을까요?

A 임신중에 배나 엉덩이, 허벅지에 나타나는 튼살은 모든 여성의 고민거리입니다. 튼살은 기본적으로 피부의 흉터로, 진피층이 잡아당겨지면서 찢어진 자국인데요. 회복이 쉽지 않기 때문에 이왕이면 튼살이 생기지 않도록 예방하는 것이 가장 좋습니다. 먼저 피부가 트지 않고 잘 늘어날 수 있도록 임신중에 수분을 충분히 섭취하는 것이 가장 효과적인 예방법이고요. 피부에 직접 튼살크림을 바르는 것도 괜찮습니다. 만약 이미 튼살이 생겨버렸다면 다른 조치를 취해야겠지요. 튼살 자체가 의학적으로 큰 문제는 아니지만 미용상으로 신경이 많이 쓰일 수 있습니다. 그럴 땐 레이저 치료나 미용 침 치료로 흐려지게 할 수 있습니다. 하지만 튼살을 완전하게 없앨 수는 없으니 미리미리 예방에 신경 쓰는 것이 좋겠습니다.

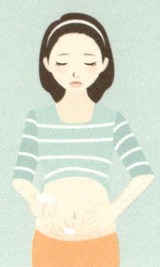

잘못 알고 있는 산후 다이어트 상식

출산 이후 산모들은 임신 전 날씬했던 몸매로 돌아가고 싶어한다. 운동과 식단을 조절해도 몸무게는 생각처럼 쉽게 줄지 않으며, 모유수유를 하는 경우에는 음식을 무작정 줄일 수 없어 더 어려움을 겪는다. 아름다운 몸매를 찾는 것도 중요하지만, 산후에는 기력 회복이 더 중요하다. 산후 다이어트, 멀리 할 수도 무작정 덤빌 수도 없다면 최소한의 상식만이라도 알고 넘어가자.

출산 후 한 달 이내에는 다이어트하면 안 좋다?

출산 후 체력 관리가 산모의 10년, 20년 뒤를 결정한다. 그러니 출산 직후에는 체력 보충에 집중하며 다이어트를 하는 게 좋다. 출산 후 일주일은 임신중 생겼던 부기가 서서히 빠지는 시기로, 이때부터 한 달간 부기를 빼는 데 집중하자. 출산으로 소진된 체력은 잠으로 보충하고, 무리한 운동 대신 간단한 스트레칭과 가볍게 걷는 운동 등이 좋다. 본격적인 다이어트는 출산 후 6주 정도부터 시작하는 것이 바람직하다.

출산 후 100일, 모유수유가 산모의 다이어트에 도움이 되는 이유

출산 직후에는 5~6킬로그램, 출산 후 2주가 지나면 7~9킬로그램 정도 감량되는 것이 정상이지만, 약 28퍼센트의 산모만이 정상 체중으로 돌아간다. 그러니 산후 다이어트는 피할 수 없는 문제다. 이때 모유수유는 다이어트에 도움이 된다.

아기가 젖을 빨면 엄마 몸에서는 옥시토신이 분비된다. 이 옥시토신이란 호르몬 덕분에 출산으로 늘어났던 자궁이 수축해 원상태로 더 잘 돌아간다. 또 옥시토신은 스트레스 호르몬인 코르티솔 수치를 낮춰주기 때문에 산모의 정서적 안정에도 도움을 준다. 한편 모유를 생산하기 위해서 산모의 몸은 매일 750~1,000Kcal의 에너지를 소모하기 때문에 체중 감소에도 도움이 된다.

수유중에는 한약을 먹으면 안 되는 걸까?

한약도 양약과 마찬가지로 수유중 적합하지 않은 약재도 있지만 오히려 도움이 되는 약재들도 많다. 의사의 제대로 된 처방에 따라 복용한다면 안전하다. 그러나 성분이 불분명한 약은 한약이든 양약이든 함부로 먹지 않아야 한다.

수유 중 다이어트하면 산모와 아이에게 좋지 않다

무리하게 굶거나 몸에 해로운 음식을 먹는 경우가 아니라면 모유의 질은 엄마가 먹는 것에 크게 영향을 받지 않는다. 또 엄마가 식이 제한(적절한 수준일 경우)을 한다고 해서 모유의 양이나 질에 나쁜 영향을 미치는 것도 아니다. 그러니 정상적인 체중 감량이 이루어지지 않을 경우, 영양소를 생각해 음식을 고루 섭취하되 양은 좀 줄이는 게 좋다.

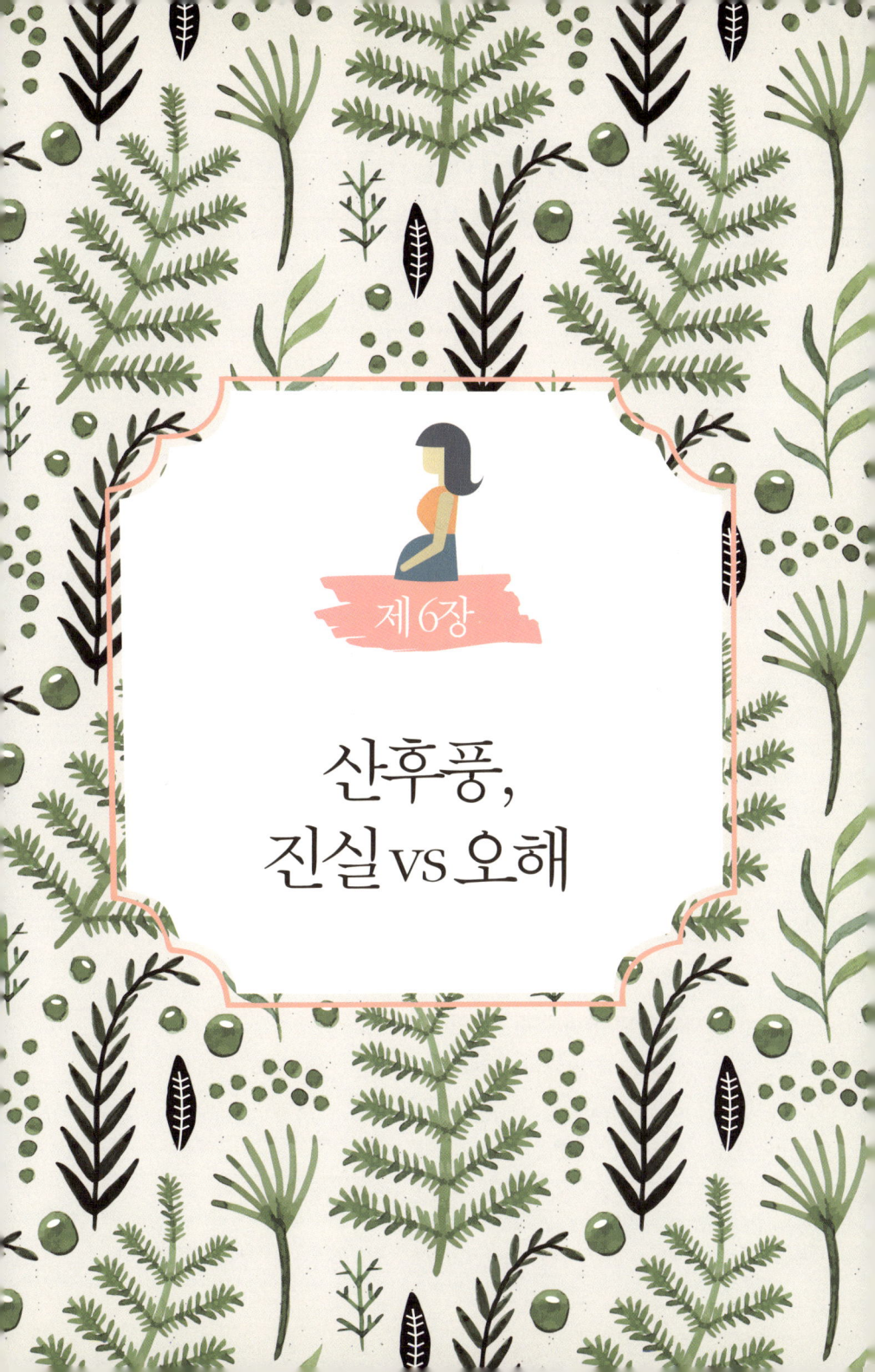

제6장

산후풍,
진실 vs 오해

친정엄마와 시어머니가
들려주는 각종 속설들

> 둘째 출산한 지 5주 되었어요. 첫째 아이 때는 큰 탈 없이 지나갔는데, 둘째 아이 낳고서는 몸이 좋지 않습니다. 허리도 아프고 어깨도 무겁고 여기저기 쑤셔요. 실내온도가 조금만 내려가도 오한이 오고, 온몸이 추워집니다. 춥다가도 한 번씩 식은땀이 나서 자다가 일어나 옷을 갈아입어야 할 정도예요. 며칠 전부터는 온몸에 우툴두툴 뾰루지 같은 게 돋아서 가려워 죽는 줄 알았어요. 알러지 반응 같기도 하고요. 둘째 낳으면 산후풍이 없어진다더니 오히려 더 고생이네요. 다 신빙성 없는 얘기였나봐요.

애 하나 더 나으면 괜찮아진다?

첫 아이를 낳은 후 산모들이 몸이 안 좋다고 하면 이런 얘기가 나온다. "애 하나 더 낳고 산후조리 잘하면 다 괜찮아져. 너희 이모가 첫째 낳고 산후풍 심해서 둘째 가졌잖니? 둘째 낳고 산후조리 잘하니까 이제 괜찮아졌잖아."

주변에서 직간접적으로 이런 얘기를 많이 들어봤을 것이다. 그렇다면 이런 말은 다 사실일까? 결론을 먼저 말하면 이 속설

출산후 100일, 통증을 잡으면 몸매가 달라진다

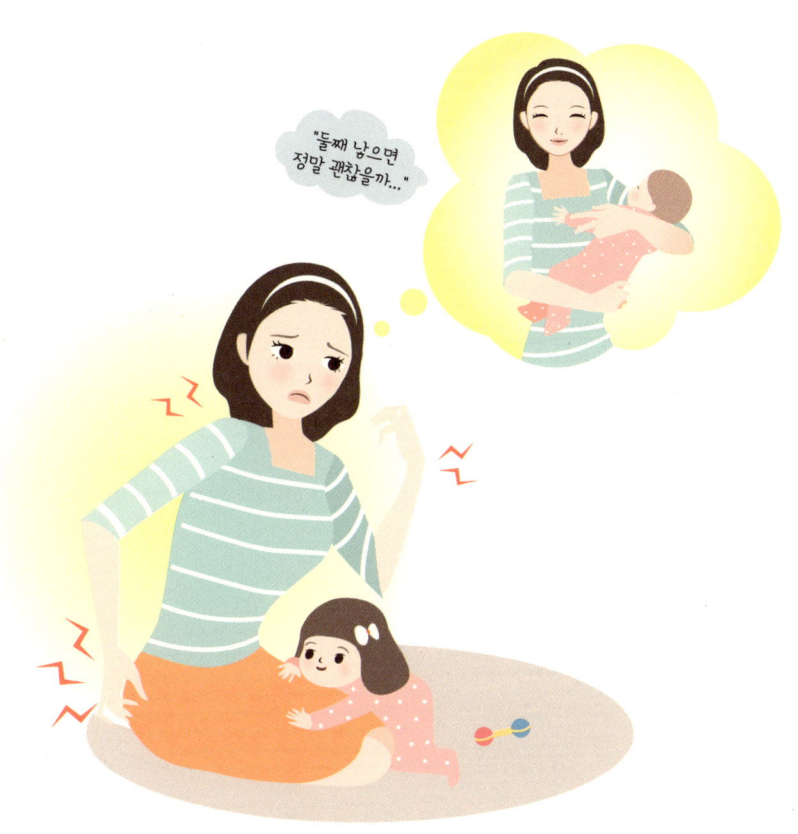

들은 거의 틀린 말이다.

특히 산후풍이 아이를 하나 더 낳고 산후조리를 잘하면 낫는 다는 얘기는 요행에 가깝다. 물론 둘째 아이를 낳고 산후풍이 나아지는 경우도 있긴 하지만 확률은 지극히 낮다. 드물게 일어나는 일들이 입에서 입으로 전해지면서 부풀려져 마치 누구에게나 일어나는 것처럼 알려져 속설로 굳어진 것이다.

임신과 출산 자체가 여자의 몸에 크게 무리가 된다는 것은 지극히 당연한 사실이다. 한 번 출산을 한 여성의 몸은 아무리 산후조리를 잘한다 해도 임신 전과 같은 상태로 돌아갈 수 없다. 그러니 둘째를 임신했을 때는 관절들이 첫째를 임신했을 때보다 더 약해져 있게 마련이다. 그래서 임신 전에 아프던 관절 통증이 심해지면 심해졌지 더 좋아지기는 어렵다. 그리고 무엇보다 아직 어린 첫째 아이가 있으니 첫째 때보다 산후조리를 더 잘할 거란 보장도 할 수 없다.

실제로 산후조리원에서 산후조리를 하는 사람들은 첫째를 낳은 경우가 대부분이고, 둘째부터는 첫째 아이 때문에 집으로 산후도우미를 부르거나 부모님의 도움을 받는 경우가 많다. 그러다 보니 산모는 갓난아이 돌보는 일은 물론이고 당연히 집안일에서도 자유로울 수 없다. 한편 첫째 아이를 낳고 산후풍이 없던 여성이 둘째를 낳은 후 오히려 산후풍으로 고생하는 경우도 꽤 있다.

첫아이를 낳고 산후풍으로 고생하는 산모 입장에서는 병원에 다니기도 여의치 않으니 답답한 마음에 '얼른 둘째 낳고 산후조리를 잘해봐?' 하는 생각이 들 수도 있다. 하지만 앞서 얘기한 것

출산후 100일, 통증을 잡으면 몸매가 달라진다

처럼 이는 대단히 위험한 생각이다.

둘째 아이를 임신한 중에 증상이 더 심해져 출산할 때까지 정말 힘든 고통을 겪을 수도 있다. 또한 '가랑비에 옷 젖는다'는 말처럼 대수롭잖게 넘어가거나 차일피일 미루다 보면, 산후풍이 심해져 치료 자체가 어려워질 수도 있다. 산후풍은 절대 만만하게 볼 병이 아니다. 그러니 발병하는 즉시 병원을 찾아 진찰을 받은 후 적절한 치료를 하는 것이 최선의 방법이다. 둘째 아이는 병원에도 다니고 운동도 열심히 해서 건강을 어느 정도 회복한 후에 갖도록 한다.

산후에는 운동하면 안 되고 푹 쉬어야 한다?

"모두들 아무것도 하지 말고 무조건 누워 있으라고 하더라고요. 다들 그런다고 하니 저도 산후조리원에서 그냥 푹 쉬려고요. 무리하게 움직이다가 관절에 바람이라도 들면 큰일이잖아요."

많은 임신부들이 이런 생각을 갖고 출산을 기다리고 있다. 하지만 정말 아무것도 하지 않고 누워만 있으면 산후풍 없이 말끔하게 회복할 수 있을까? 그리고 그런 산후조리가 가능하긴 한 것일까?

산모는 아이를 달래거나 수유를 하거나 기저귀를 갈아주기 위해 3~6킬로그램의 무게를 매일 수십 번 올렸다 내려놓는 동작을 반복한다. 짧게는 2주, 길어야 한 달 정도의 산후조리가 끝나면 육아에 집안일까지 쉴 틈이 없다. 현실이 이렇다 보니 아무것도 하지 않고 누워만 있기란 거의 불가능하다. 그렇다면 어떻게 해야 할까?

산부인과 의사들은 출산 후 누워만 있으면 자궁수축이 늦어지고 비만이 되기 쉽다고 경고하면서 자연분만의 경우 출산하고 24시간이 지나면 일어나 걸을 것을 적극 권한다. 이는 오로 배출을 원활하게 하고 자궁수축을 도와주며, 장운동도 활발하게 해 변비를 예방해준다. 또 출산 직후 발병하기 쉬운 임신성 혈전증도 예방한다. 제왕절개나 회음부 절개를 한 부분이 아물 정도의 시간이 지났다면, 가벼운 스트레칭과 운동을 시작하자. 육아, 집안일, 직장생활 등 일상으로의 복귀도 준비해야 한다.

출산 과정에서 산모는 급격하게 호르몬이 변화하고, 온몸의 관절과 근육, 골반이 이완되는 데다 골밀도도 매우 낮아진다. 따라서 푹 쉬다가 갑자기 강도 높은 운동을 하기보다는 가벼운 운동으로 시작해 점진적으로 강도를 높여가는 방법이 좋다. 그래야 몸의 근육과 관절, 인대 등이 큰 무리 없이 제 기능을 회복할 수 있다.

출산 후 6주 동안은 가벼운 걷기나 케겔운동, 간단한 요가 동작, 스트레칭 등이 좋고, 그 이후에는 빨리 걷기나 가벼운 조깅,

출산후 100일, 통증을 잡으면 몸매가 달라진다

윗몸일으키기, 플랭크 등을 무리가 가지 않는 선에서 하는 것이 좋다. 첫날에는 자신이 평소에 하던 강도의 30~50퍼센트 정도로 강도를 낮춰 시작한다. 운동하는 순간 별 불편함이 없다고 무턱대고 운동을 많이 하거나 강도를 높여서는 안 된다. 운동중에 당장은 불편하지 않더라도 그날 저녁이나 다음 날 몸살이 나거나 불편한 경우가 상당히 많다. 그러므로 자고 일어나 다음 날도 몸의 컨디션이 좋은지를 잘 체크해보고, 괜찮다면 강도를 10퍼센트씩 서서히 올리는 것이 좋다.

그리고 만일 불편함이 느껴진다면 강도를 조금 낮추고, 이후 괜찮아지면 다시 서서히 올리도록 한다. 걷기를 예로 들면, 첫날은 10분 동안 걷고 2~3분 쉬기를 두세 번 반복한다. 그다음 날은 15분, 그다음 날은 20분, 30분 이렇게 천천히 시간을 늘려가는 것이다. 좀 괜찮은 것 같다고 해서 쉬지 않고 1시간 이상 걷는 등 무리를 했다가는 다음 날 허리, 골반, 무릎이 아프거나 몸살 나기 십상이다.

참고로 운동 후에 생기는 젖산 때문에 젖의 맛이 바뀌어 아기가 먹기 싫어할 수 있다는 이야기도 있다. 운동선수 수준으로 운동하지 않는 한 일반적인 수준에서는 생기기 어려운 일이다. 하지만 정 신경이 쓰인다면 모유수유를 한 후에 운동을 하는 것이 좋겠다. 당연하지만 모유수유를 한 후가 가슴이 가벼워져 운동하기에도 편하다.

아이 낳고서는 샤워도 금지, 머리 감는 것도 금지?

앞에서도 얘기했지만 우리 전통적인 산후조리 문화에서는 출산 후 일주일 동안은 샤워를 하거나 머리를 감는 것, 심지어 이를 닦는 것도 해서는 안 된다고 말한다. 하지만 최근에는 달라진 주거환경 덕분에 아이를 낳고 하루 만에 샤워를 하는 산모들이 조금씩 생겨나고 있으며 이는 의학적으로도 권장되는 일이다. 그럼에도 여전히 버틸 수 있을 때까지 버티는 산모들이 절대 다수다. 친정엄마의 잔소리도 잔소리지만 산후풍에 대한 두려움 때문에 스스로 그렇게 하는 것이다. 그래서 산모들 중에는 한여름에도 선풍기나 에어컨 대신 보일러를 틀어놓고 매 끼니마다 따뜻한 밥에 뜨거운 미역국으로만 식사를 하는 경우가 꽤 있다.

하지만 매일 씻는 것이 생활화된 요즈음, 일주일 동안 씻지 않고 버티는 일은 여간 고역이 아니다. 더구나 산후에는 땀이 많아지는데, 한여름에 산후조리를 한다고 씻지 않고 버티기란 고통스러울 정도다. 과연 이런 고통을 견디면서까지 씻지 않고 참아야 할까?

출산 후 첫 샤워는 사실 출산 당일에도 가능하다. 따뜻한 물로 가볍게 샤워를 하면 분만중에 묻은 피와 양수, 땀을 씻어내 청결하게 해줌은 물론 긴장되었던 근육을 이완시킬 수 있으며, 산모의 기분전환에도 큰 도움이 된다. 물론 어지럼증이 있거나 제왕절개를 한 경우에는 당일 샤워는 삼가는 것이 좋다. 그리고 앞서 언급했듯이 탕 목욕은 출산 후 2주 정도는 하지 않는 것이 바람직하다.

한편 출산 후 2~3일 정도가 지나면 임신중 피부에 누적된 다량의 수분이 땀으로 배출된다. 이때 땀이 난 상태 그대로 방치하다가는 땀이 식으면서 감기에 걸리거나, 시큰거리면서 산후풍 증상이 생길 수 있으므로 자주 땀을 닦아주고 하루 한 번 정도 가벼운 샤워를 하기를 권한다.

다만 샤워를 할 때에는 10분 이내로 조금 짧게 하는 것이 좋다. 회음부와 유두는 비누기가 남지 않도록 잘 헹구는 것이 좋지만, 너무 빡빡 씻지는 않도록 한다. 또 겨울철에는 씻기 전에 물 온도를 충분히 높인 후에 들어가 샤워를 하도록 하고, 몸을 완전히 말린 후 밖으로 나오도록 하자.

머리를 감는 일도 샤워에 대한 견해와 마찬가지 관점에서 생각할 수 있다. 다만 머리를 감을 때 쪼그려 앉거나 허리를 숙이는 자세는 주의를 기울여야 한다. 이런 자세는 허리에도 부담을 주지만 회음부 통증을 유발할 수 있으며, 복압을 높여 자칫 태반 부위의 출혈을 초래할 수 있기 때문이다. 그러므로 머리를 감을 때는 가능한 한 허리를 구부리지 않는 자세로 하는 것이 좋고, 머리를 감고 난 후에는 드라이기를 이용해 물기를 완전히 말리도록 하자.

산모는 소중하니까, 무조건 외출 금지?

"도대체 언제적 삼칠일이냐고? 이렇게 잠깐 나오는 것도 엄마랑 얼마나 실랑이를 하고 나왔는지 몰라."

"난 재작년에 둘째 낳고 그 좋은 봄날에 한 달 내내 집에만 틀어박혀 있었다니까. 얼마나 답답했는지 산후우울증까지 생길 뻔 했다고. 도대체 엄마들은 왜들 그러시는지 몰라. 잠깐 나갔다 오는 걸 갖고 큰일 나는 줄 아니 말야."

요즘 산모들은 산후조리 때문에 친정엄마나 시어머니와 이런 일로 부딪히곤 한다. 물론 출산 후 2주까지는 외출을 줄이는 것이 바람직하다. 특히 겨울철에 추운 곳에 오래 있다 보면 감기나 몸살에 걸릴 수 있으므로 외출할 때에는 보온에 특별히 신경을 써야 한다.

하지만 3~4주 정도부터는 외출에 대한 부담을 덜 가져도 된다. 동네를 산책하거나 가까운 마트로의 쇼핑은 괜찮다. 다만 따뜻하게 입도록 하자. 여름철에도 한기가 들 정도로 냉방을 강하게 하는 곳이 많기 때문에 외출을 할 때는 가벼운 카디건 등을 가지고 다니는 것이 좋다. 그리고 에어컨을 강하게 틀어 춥다고 느껴지는 장소에서는 오래 머물지 않도록 한다.

출산을 하고 4주가 지나면 일상생활이 충분히 가능할 정도로 몸이 회복되므로 외출 역시 조금 더 자유로워진다. 하지만 6개월

출산후 100일, 통증을 잡으면 몸매가 달라진다

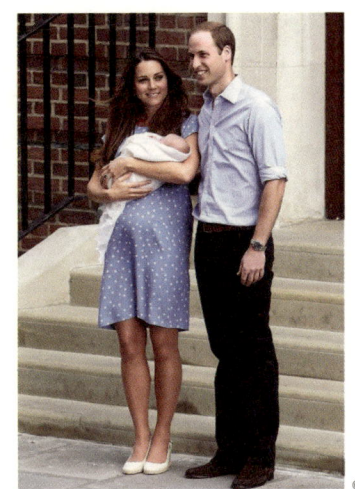

©Rueters

까지는 호르몬이 정상으로 돌아오지 않으니 조심해야 한다. 그러니 무리가 갈 정도로 장시간 운전을 하거나 휴식 없이 오래도록 돌아다니지는 않도록 한다. 그리고 외출 후 집에 돌아와 아기를 안거나 만지기 전에는 반드시 손을 깨끗이 씻고, 가능하면 간단히 샤워를 한다.

얼마 전 영국의 왕세손비 케이트 미들턴은 아기를 낳은 지 10시간 만에 퇴원을 하면서 예쁘게 화장을 하고 하이힐을 신은 채 언론에 모습을 드러냈다. 우리나라 사람들의 상식으로 볼 때는 놀라운 일이지만, 외국에서는 자주 볼 수 있는 풍경이다. 구태의연하게 무조건 외출을 금지하고 집에만 있지 말고, 변화된 시대에 걸맞게 적절히 대응하자.

임신중에는 약도, 치료도 안 된다고?

임신중에 감기몸살에 걸리거나 손목 관절이 아프거나 피부에 트러블이 생기는 경우 많은 임신부들이 그냥 참는 쪽을 택한다. 시간이 흘러 좀 나아진다면 다행이지만, 그렇지 않다 해도 선뜻 치료를 받으러 병원을 찾는 경우는 많지 않다.

임신중에는 약물 복용을 해서는 안 되며 물리치료나 침치료 같은 것도 받지 않는 게 좋다는 얘기를 들어왔기 때문이다. 혹시라도 아기가 잘못되면 어쩌나 하는 걱정에 일단 참는 것이다. 하지만 증상이 심해질지도 모르는데 무조건 참는 것이 능사는 아니다. 저주파나 중주파 등의 전기 자극 치료는 태아에 영향을 줄 수 있으니 하지 않는 것이 좋지만, 단순히 핫팩이나 적외선치료는 별 영향이 없으니 괜찮다.

또한 침치료나 추나치료가 태아에게 영향을 끼칠까봐 기피하는 것은 지나친 기우다. 특히 임신중의 침 치료는 여러 논문을 통해 충분히 안전하다고 밝혀졌으므로, 태아나 태아부속물에 영향이 가지 않는 부위에 적정하게 시술한다면 안심하고 치료를 받아도 된다. 또 추나요법의 경우에도 일반인과 똑같은 형태의 치료는 힘들겠지만, 임신 사실을 고려해 산모가 부담스럽지 않은 선에서 시술한다면 큰 문제가 없다.

책을 쓰는 현재 임신 2~3개월 된 환자가 고관절 통증으로 침

출산후 100일, 통증을 잡으면 몸매가 달라진다

치료를 받고 있으며, 임신 8개월된 환자가 등 통증으로 추나치료를 받고 건강하게 출산하기도 했다. 부드럽게 문질러주는 경근 추나 위주의 치료는 부담이 되지 않는다. 관절을 직접 교정하는 정골추나도 허리나 골반은 안 되겠지만 목은 괜찮다.

사실 산모에게 한약을 처방하는 것은 상당히 부담스러운 일이다. 임신과 출산이 워낙 큰일이다 보니, 행여나 다른 이유로 유산을 하거나 아이에게 문제가 나타나도 한약을 문제 삼을 수 있기 때문이다. 한의원에서 임산부에게 한약을 잘 처방하지 않는 것은 한약의 위험성 때문이라기보다 이런 이유 때문이다. 사실 임신중에 입덧을 덜하게 하고 임산부와 태아를 건강하게 하는 안태음(安胎飮)이라는 유명한 처방도 있고, 출산에 임박해서 아기가 잘 나오게 하는 불수산(佛手散)이라는 처방도 많이 응용된다.

그리고 임신중이라 해도 약물 복용을 절대 금할 필요는 없다. 물론 약물 복용에 많은 제약사항들이 있는 것이 사실이고, 특히 임신 초기 5~10주에는 태아의 신체기관들이 완성되는 시기이므로 약물 복용에 더욱 주의할 필요가 있다. 임신중 올바른 약물 복용에 대해 알아보자.

먼저 속이 더부룩할 때 드링크 소화제 정도는 마셔도 된다. 소화제의 주성분은 효소여서 위에서 음식을 분해하는 작용을 돕는 것이므로 특별히 태아에 영향을 미치기는 어렵다. 변비 때문에 고생할 때에는 일단 섬유질 섭취를 늘리는 등의 노력이 필요하지만, 심한 경우 임신부 전용 변비약을 복용하는 정도는 괜찮다.

　하지만 변비약은 자주 복용하면 자궁수축을 일으킬 수 있으므로 주의해야 한다. 감기에 심하게 걸렸을 때에도 임신부가 심한 고열로 몸이 뜨거워지면 태아가 위험할 수 있으므로 의사에게 약을 처방받아 복용하고, 빨리 회복할 수 있도록 충분히 휴식을 취하는 것이 현명하다. 다만 상대적으로 안전한 것으로 알려진 타이레놀도 장기 복용은 금물임을 기억하자. 피부에 상처가 났을 때 후시딘이나 마데카솔 등 항생제 연고로 2차감염을 예방하는 것은 괜찮다. 하지만 이런 연고도 비교적 안전한 것이지 절대적으로 안전한 것은 아니니 넓은 부위에 자주 사용하지는 않도록 한다.

　한편 임신부에게 요도염, 질염, 천식, 간질, 당뇨, 고혈압 등 특정 질환이 있어 약을 복용해야 하는 경우에는 무작정 약을 끊으면 오히려 태아가 위험할 수 있다. 그러므로 의사의 처방에 따라 가급적 안전한 대체 약물을 찾거나 계획적으로 중단하는 등의 주의가 필요하다.

　참고로 약을 먹을 때에는 의사에게 처방받은 약만 복용법을 철저히 지켜 먹고, 약을 먹기 전후에 물을 많이 마셔서 약의 성분이 적절히 흡수된 후에 빨리 씻겨 나가도록 해야 한다.

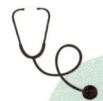

Q 출산 직후에는 양치질도 하면 안 되나요?

A 출산 직후의 양치질이 좋지 않다는 말 역시 잘못된 속설입니다. 임신과 출산으로 잇몸이 붓거나 들뜨는 경우가 많은데 그럴수록 구강 청결에 더욱 신경을 써야 합니다. 칫솔은 부드러운 모를 선택해 치아와 잇몸에 무리한 자극이 되지 않도록 하고요. 마사지를 하듯 칫솔질을 하도록 합니다. 구강청결제를 이용하는 것도 좋은 방법입니다. 다만 음식물을 씹지 못할 정도로 치아와 잇몸 상태가 좋지 않다면 반드시 치과에 가서 치료를 받아야 합니다. 그리고 찬물, 찬 음식을 무작정 금기시 하는데 굳이 그럴 필요는 없습니다. 무더운 한여름에 억지로 뜨거운 물을 마시기보다는 적당히 차가운 물을 마시는 것이 좋습니다.

산후풍에 대한
오해가 병을 키운다

"

7개월 전 출산휴가를 내고 아기를 낳았습니다. 다음 달에는 회사에 복귀를 해야 하는데 몸 상태가 썩 좋지 않습니다. 입맛이 없어 잘 먹지를 못하니 임신하기 전보다 지금 오히려 살이 더 빠졌어요. 그리고 원래 건강 체질은 아니었고요. 여기저기 아프긴 해도 시간이 지나면 나아지겠지 싶었는데 더 심해지네요. 그때 관리를 제대로 못해서 산후풍이 온 게 아닌가 싶습니다. 요즘엔 에어컨을 켜도 계속 땀이 나고 온몸에 열이 도는 느낌인데, 또 희한하게 팔, 다리는 시려네요. 출산 6개월 후에 나타나는 증상은 산후풍 증상이 아니라던데… 이게 뭘까요? 산후풍인가요, 아니면 단순한 체력 저하인가요?

"

디스크 환자는 100퍼센트 산후풍에 걸린다?

세간에는 허리디스크에 걸린 여성이 아이를 낳으면 백이면 백, 산후풍으로 고생한다는 얘기가 있다. 언뜻 생각하기에도 임신과 출산중에는 허리에 무리가 갈 가능성이 커보이니 그럴 듯한 얘기로 들린다. 또 허리디스크의 대표적인 증상 중 하나가 골반통이고, 산후풍의 흔한 증상 역시 골반통이기 때문에 그렇게 생각할 만도 하다.

출산후 100일, 통증을 잡으면 몸매가 달라진다

하지만 이것 역시 사실이 아니다. 허리디스크와 산후풍은 발생 기전이 완전히 다르다. 앞서 얘기했듯이 허리디스크는 디스크가 주변을 눌러서 생기는 병이다. 그런데 산후풍은 관절을 잡아주는 인대나 힘줄 조직들이 약해지면서 각 관절들에서 통증이 나타나거나 관절의 비틀림이 발생하면서 뻐근하고 결리는 증상이 나타나는 질환이다. 따라서 허리디스크가 있다고 산후풍을 더 걱정하거나 또는 허리디스크가 없으니까 산후풍에 걸리지 않고 안전할 거라 생각해서는 곤란하다.

허리디스크가 있는 여성이라면 출산 후 산후풍보다는 허리디스크의 재발을 더 걱정해야 한다. 임신중에는 의외로 허리디스크가 재발하기 어렵다. 원래 허리디스크에 부담을 주는 동작은 허리를 숙이거나 비트는 동작이다. 임신중에는 나온 배와 태아 때문에 그런 동작이 힘들고, 그런 동작을 취하게 될 일도 별로 없다. 때문에 임신중에 허리디스크로 고생하는 경우는 드물다. 문제는 출산 후 육아 과정에서 일어난다. 아이가 배 속에서 나오고 나서부터는 아이를 안고 눕히며 허리를 숙이고 펴는 동작을 많이 할 수밖에 없고, 이런 동작은 디스크에 큰 부담을 주기 때문이다.

허리디스크를 예방하기 위해서는 물건을 들어야 할 때는 허리를 숙이는 대신 무릎을 굽히도록 하고, 앉았다 일어날 때에는 옆에 의자나 탁자 같은 것을 짚고 일어나도록 한다. 허리를 덜 숙이도록 아기침대를 이용하는 것 또한 좋은 방법이다. 그리고 머리 감을 때도 허리를 숙여서 감지 말고 샤워기를 이용해 서서 감는 것이 좋다.

운동했더니 오로가 다시 나오는데, 잘못된 건가요?

자궁에서 나오는 피가 섞인 분비물인 오로는, 출산 후 3~4일 동안은 붉은색을 띠며 양도 많다. 시간이 지나면 점점 색이 옅어지는데 4~9일 사이에는 갈색으로 변하고 그 후에는 노란색에서 흰색에 가까운 색으로 변하면서 양도 줄어든다. 오로는 보통 출산 후 4~6주까지 계속 나온다. 하지만 붉은색 오로가 2주 이상 지속되거나 역한 냄새가 난다면 감염이나 합병증이 의심되니 바로 의사를 찾도록 한다.

출산 후에 피로한 몸으로 매일 오로를 처리하고 청결을 유지하기란 여간 번거롭고 신경 쓰이는 일이 아니다. 하지만 출산으로 생긴 상처로 자궁이나 질에 세균이 감염되지 않게 하려면 반드시 해야 하는 일이다.

일반적으로는 오로를 관리하기 위해 생리대를 사용한다. 체내형 생리대 탐폰도 사용은 가능하나 상대적으로 감염 가능성이 크기 때문에 지속적으로 사용하지는 않도록 한다. 한편 생리대

출산후 100일, 통증을 잡으면 몸매가 달라진다

를 오래 사용하다 보면 외음부가 가려워지기도 하는데, 이때는 깨끗이 씻은 후 잘 건조시키고 증상이 심할 경우에는 안전한 피부 연고를 바른다.

그런데 오로가 더 이상 나오지 않을 줄 알았는데, 몸을 갑자기 많이 움직이거나 운동을 했을 때 다시 나오는 경우가 있다. 이는 대부분 산후에 가만히 누워 있다 보니 오로가 제대로 나오지 않다가, 갑자기 활동을 하면서 미처 덜 나온 오로가 나오는 것이다. 이때는 하혈이 하루이틀 정도 소량 있다가 그치고, 갈색 분비물이 섞여 있는 경우가 많다. 출산 후 안정을 취하는 것이 좋긴 하지만, 너무 움직이지 않으면 나와야 할 오로가 몸속에 남아 있어 생기는 현상이다. 의사들은 출산 후 24시간이 지나면 조금씩 걸어 다닐 것을 권하는데, 이는 자궁수축을 돕고 오로 배출을 원활하게 하기 위해서다.

또 다른 경우는 자궁 내에 태아 부속 조직들이 떨어져 나온 부위가 완전히 아물지 않은 상태에서 운동으로 출혈이 나타나는 것이다. 이런 경우에는 갈색 분비물이 없고 빨갛기만 한데, 이럴 때라도 양이 적다면 크게 걱정할 필요는 없다. 약간 묻어나는 정도라면 운동을 계속해도 괜찮다. 하지만 양이 많다면 몸의 상처가 아무는 능력이 떨어져 있다는 증거이므로 반드시 휴식을 취할 필요가 있다. 또 의사를 찾아가 적절한 치료를 받는 것도 회복에 도움이 된다.

마지막으로 만약 한 달이 지나도록 오로가, 그것도 적지 않은 양이 계속 나온다면 이때는 정말 적극적인 치료를 해야 한다. 이는 한의학적으로 볼 때, 기가 허해서 상처 부위에 새 살이 제대로 돋지 못하거나 피에 열이 너무 많아서 새어나오는 것이기 때문에 이에 적합한 한약 처방을 받아 치료받기를 권한다.

산후풍은 절대로 치료가 안 된다?

"누가 보면 혼자만 애 낳은 줄 알겠네. 병원에서 아무 이상 없다는데, 도대체 왜 그러는 거야!" 산후풍으로 고생하는 아내에게 위로는 못할망정 꾀병이라도 부린다고 생각하는지 이렇게 핀잔을 주는 남편들이 의외로 많다. 산후풍이 '실체가 없는 병'이라 불리는 것은, 아프긴 한데 병원에서 X-RAY를 찍고 검사를 해봐도 별다른 이상이 발견되지 않기 때문이다.

산후풍은 출산 후유증으로 몸의 특정 부위가 아프거나 시리는 등 산후에 나타나는 육체적 변화와 우울증 등의 정신적 변화를 통틀어 일컫는 말이다. 이는 몸이 원래 약하거나 산후조리를 제대로 하지 못한 산모들 중 상당수가 겪는 병이다. 임신과 출산 후 예전에 없던 질병이 생겼다면 산후풍일 가능성이 크다.

산후풍은 병원에서도 그 실체를 확인하기가 어려우니 치료가 어려운 것은 어찌 보면 당연한 일이다. 그저 통증이 있는 부위 한두 군데에 물리치료를 해주고 좀 쉬라고 하거나 기운을 보해줄 한약을 짓는 것이 일반적이다. 아픈 데는 여러 곳인데 한두 군데만 적당히 치료해준다. 그나마도 충분히 시원한 것 같지 않고, 불편을 느끼는 여러 증상들이 약 한두 번 먹고 나을 것 같지도 않은 생각이 든다. 상황이 이렇다 보니 병원에 다시 가고 싶은 마음도 들지 않는다. 게다가 산후풍으로 고생하는 다른 엄마들 얘기를 듣다 보면 이런 마음은 더욱 굳어진다.

"너무 힘들지? 나도 시도 때도 없이 팔다리가 아프고 뼛속까지 시려서 여기저기 알아봤는데 별 방법이 없더라고. 그냥 참고 살아야지 뭐.", "난 어깨랑 손목이 아파서 너무 힘들어. 침을 맞아봤는데 아이들 때문에 그것도 꾸준히 받기가 힘들더라고. 그래서 지금은 그냥 버티는 중이야."

산후풍을 다들 으레 겪는 일, 무작정 참고 견뎌야 하는 증상이라 생각해 치료를 포기해서는 안 된다. 산후풍은 방치하면 평생을 갈 수 있다. 치료도 충분히 가능한데 치료를 받지 않을 이유가 없다. 모든 병이 다 그렇듯이 산후풍도 가급적 빨리 치료를 시작하는 것이 좋다.

틀어진 관절들을 바로잡아주고, 약해지고 손상된 인대 힘줄들을 튼튼하게 아물게 해주고, 바른 자세, 생활습관을 가지면 충분히 치료할 수 있다. 다만, 산후통증에 대해 정확하게 알고 치료할 수 있는 의사를 만나느냐 아니냐에 성패가 달려 있으므로 제대로 된 전문가를 만나는 것이 중요하다.

산후풍 예방법

산후풍은 예방이 최고의 치료법이므로, 출산 후 산후풍을 예방하는 생활 수칙을 기억해두자.

- 출산 후에는 샤워나 머리 감은 후에 체온 변화가 크지 않도록 주의한다.
- 실내 온도를 적절히 유지해서 싸늘하거나 시린 느낌이 들지 않도록 몸을 따뜻하게 해준다. 특히 여름에 출산한 경우에는 불편한 부위가 선풍기나 에어컨 바람에 직접 쏘이는 것은 피하는 것이 좋다.
- 임신중 약해진 부위들은 따뜻하게 해야 긴장하지 않고 혈액순환이 잘 되어 회복도 빨라진다. 잠깐씩 찬바람을 쐬거나 찬물에 몸을 담그는 것은 괜찮지만, 차갑게 생활하다 보면 회복이 잘 되지 않을 수 있다.
- 관절을 지나치게 많이 사용하지 않아야 한다. 손으로 바닥을 짚고 일어나는 것처럼 무리가 가는 동작을 반복하는 것은 피해야 한다.
- 산후에는 척추와 골반을 비롯해 모든 관절이 이완된 상태이므로 산후 3개월까지는 관절이 상할 수 있는 동작은 피하는 것이 좋다.
- 가장 근본적인 산후풍 예방법은 임신 전부터 기초체력을 기르고 몸을 만들어놓는 것이다. 산후조리를 잘못했다고 모든 산모가 산후풍에 걸리지 않는 것을 보면, 임신·출산 전 평소 산모의 건강 상태가 산후풍 발병과 밀접한 관계가 있음을 알 수 있다.

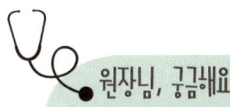

원장님, 궁금해요!

Q 여름 산모가 산후풍에 더 걸리기 쉽나요?

A 결론부터 말하자면 사실이 아닙니다. 여름 산모가 산후풍에 더 쉽게 걸리는 것은 아닙니다. 단지 겨울에는 다들 추워서 따뜻하게 난방도 하고 옷도 항상 따뜻하게 입지만 여름철에는 더위 때문에 에어컨, 선풍기 등 찬바람을 직접 쐬거나 찬물에 씻는 경우가 많기 때문에 산후풍에 걸릴 위험이 높다고 생각하는 것입니다.

아이의 출산시기를 기준으로 산후풍 환자를 분류해보니 오히려 1~2월에 출산한 산모가 산후풍에 시달린 경우가 가장 많았고, 그 다음으로는 11~12월에 출산한 산모의 산후풍 비율이 높았습니다. 산후풍 증상이 처음 발현된 계절도 역시 겨울이 가장 많았습니다. 추위가 아무래도 산후통 증상을 악화시키기 때문입니다. 추울 때 출산한 산모는 산후풍 예방에 더 많이 신경써야 하고, 겨울에 출산하지 않은 산모라 하더라도 출산 후 처음 맞는 겨울에는 몸을 따뜻하게 해줘야 합니다.

그리고 일교차가 크고 기온 변화가 심한 환절기에 특히 산후조리에 신경을 써야 합니다. 낮 시간 동안 따뜻하다고 보온에 신경을 쓰지 않다가 밤에 찬 기운을 계속 쐬다 보면 약해진 관절들에 부담을 줄 수 있습니다. 더울 때는 벗더라도 가벼운 점퍼나 카디건을 가까이에 두고 추워질 때는 바로바로 입을 수 있도록 하는 것이 좋습니다. 건강한 성인도 일교차가 큰 봄가을에는 감기에 걸리기 쉬우니, 출산 후 뼈마디가 벌어지고 신체 기능이 저하된 임산부들은 더 조심해야 합니다.

출산과 다이어트에 대한
잘못된 상식들

"

4개월 전에 아빠가 됐습니다. 그런데 아이가 태어난 기쁨도 잠시일 뿐, 아내의 산후우울증이 점점 심해지고 있어요. 다른 원인도 많긴 하지만 급격히 찐 살 때문에 예민해져서 짜증을 자주 내더군요. 출산 후 잘 빠지지 않는 체중, 늘어난 뱃살과 굵어진 허벅지 등 아내의 산후 다이어트 스트레스가 점점 커져가면서 다툼도 잦아지고 있습니다. 산후 다이어트로 고민하는 아내를 제가 도와줄 방법은 없을까요?

"

임신중 체중 증가와 산후풍의 관계

임신중에 체중이 과하게 증가하면 안타깝게도 산후풍 발생 가능성은 높아진다.

몸무게가 늘면 체형에 변화가 생긴다. 체형 변화로 인해 관절들이 많이 움직여야 하므로 느슨해지게 되고, 뼈나 근육 모양도 달라지게 된다. 또 늘어난 몸의 무게를 지탱하기 위해 관절들에 부담이 늘게 된다. 이런 이유로 체중이 과하게 늘면 산후풍 발병

254

률이 높아지는 것이라 짐작하지만, 아직 직접적인 원인은 밝혀지지 않았다.

그러므로 일단 임신중에 정상 범위 이상으로 체중이 늘지 않도록 스스로 조심하는 수밖에 없다. 키와 원체중에 따라 차이는 있지만 임신을 했을 때 평소 자신의 몸무게에서 11~18킬로그램 정도 늘어나는 것이 일반적인데, 출산을 통해 빠지는 것은 5~7킬로그램 정도밖에 되지 않는다. 나머지는 본인이 노력해서 빼야 한다.

보통 사람이 간단하게 자신의 비만도를 측정하는 방법은 표준체중을 이용하는 것이다. 표준체중 공식은 (키cm-100)×0.9이다. 자신의 몸무게를 표준체중으로 나눈 다음 백분율로 환산한 수치가 90~110이면 정상체중, 110 이상이면 과체중, 120 이상이면 비만이고, 90 이하면 저체중이다. 물론 이는 대략적인 것을 알아보는 간단한 방법이고, 보다 정확한 것을 알려면 체지방을 측정하는 것이 좋다.

비만은 쉽고 간단하게 설명하자면, 우리 몸속에 쓰이지 못한 에너지가 지방으로 쌓이는 것이다. 한의학에서는 이럴 경우 체내에 담음과 습이 생겨 기와 혈이 잘 순환되지 않는다고 보고, 현대 의학에서는 고혈압, 당뇨병, 심장병, 뇌졸중 등의 질병이 생기기 쉽다고 본다. 또 여성의 경우 비만도는 자궁이나 난소의 기능과 반비례하는 특성이 있어 비만이 심한 여성은 자궁과 난소의 기능이 좋지 않은 편이다. 경우에 따라서는 비만이 불임으로 이어지기도 한다.

산후 다이어트가 산후풍을 부른다

"한 달 후면 복직을 해야 하는데, 도무지 살이 빠지지 않아 걱정이에요. 따로 운동할 시간을 내는 것도 어렵고, 이제는 굶는 수밖에 없을 것 같아요."

"출산하고 모유수유 잘하면 살이 빠진다더니, 그것도 아닌가 봐요. 누구는 출산 후 3개월 안에 다이어트에 성공 못하면 그대로 살이 된다던데 다이어트 약이라도 먹어야 하는 건 아닌지 모르겠어요."

출산 후 산후조리만큼 산모들이 신경 쓰는 것이 산후 다이어트다. 산후비만 관리는 출산 후 3개월까지가 가장 중요한데, 만약 3개월 지나 6개월까지도 적절하게 감량하지 못하면 체내에 지방으로 축적되고, 그 후에도 살이 쉽게 빠지지 않는 전형적인 산후비만 아줌마 체형이 된다. 그리고 산모들 중에는 불어난 체중 때문에 외모에 대한 불만과 함께 산후우울증을 겪는 경우가 있다. 또한 당뇨, 고혈압 등 성인병 발생 확률도 높으며 관절에도 부담이 가는 등 건강에도 좋지 않다.

때문에 산후 다이어트는 되도록 빨리, 출산 4주 전에 시작하는 것이 좋다. 보통의 경우 출산 직후에는 아기와 태반, 양수의 무게를 합쳐 5~6킬로그램이 빠져나가고, 출산 후 2주까지는 부기가 빠지면서 2~3킬로그램이 더 감량된다. 그리고 6~8주 정도면 임신 전 체중으로 돌아간다고 한다. 하지만 실제로 이렇게 이상적으로 체중이 줄어드는 경우는 28퍼센트에 불과하다는 연구도 있다. 결국 많은 여성들이 산후 다이어트를 해야 한단 얘기다.

하지만 무조건 굶거나 다이어트 약을 먹는 것, 또는 한 가지 음식만 먹는 것은 몸의 회복을 더디게 할 뿐 아니라 산후풍을 불러올 수도 있다. 모유수유를 하면 자연스럽게 다이어트가 된다는 말도 있다.

물론 그런 경우도 있지만 식사량을 줄이면 줄이는 대로 젖이 안 나오고, 늘리면 늘리는 대로 살이 안 빠지는 경우가 많다. 게다가 산후에는 기혈이 많이 소모되고 관절들도 약해져 있는 상태라 충분한 영양공급을 통해서 회복을 도와야 하는데, 무리하게 다이어트를 하다 보면 회복이 더뎌지는 것은 물론 산후통증이 더 악화된다.

체중 감량을 위해 식사량을 무작정 줄이다가는 체력도 회복하지 못해 피로가 지속되고, 약해진 관절들이 통증에 시달릴 뿐만 아니라 산후풍으로 이어질 수도 있다.

산후 다이어트는 출산으로 약해진 몸을 산후풍 없이 회복시켜 임신 전 상태로 돌아가도록 돕는 것이 핵심이다. 출산 후에는 운동만으로 다이어트를 하기 어렵기 때문에 식단을 조절하는 것이 더욱 중요하다. 현미밥과 나물, 야채류 등으로 구성된 저칼로리 식단으로 식사를 하고, 과일과 채소 등을 골고루 섭취하는 것이 좋다. 주스나 탄산음료 등 당분이 많은 음료보다는 물을 마시도록 하자. 과식은 반드시 피해야 하며, 너무 짜거나 단 음식 위주로 된 간식이나 외식도 자제하도록 한다.

운동도 반드시 병행해야 하는데, 출산 2~3일 뒤부터 가볍게 걷는 것을 시작으로 일주일 후부터는 산욕기 체조나 스트레칭을 할 수 있다.

그리고 모유수유가 산모의 체중 감소에 도움이 되는 것은 익히 알려진 사실인데 특히 허벅지와 배 등에 축적된 지방 소모에 효과적이다. 하지만 모유수유가 산후 다이어트에 효과적이라는 말에만 너무 의존해서는 안 된다. 식단 조절이 모유의 양과 질에 나쁜 영향을 미치는 것은 아닌지 걱정해, 음식을 과하게 섭취한다면 모유수유가 오히려 산후비만의 원인이 될 수도 있다.

한편 출산 후 체중 조절을 위해 매일매일 체중을 측정하는 것이 좋다. 체중관리를 위해서는 아무래도 지속적으로 체중을 확인하는 것이 효과적이다. 그리고 체중 감량을 너무 빨리 하기 위해 무리하게 욕심을 내기보다는 적정량을 꾸준히 빼도록 하자. 체중 감량은 일주일에 0.5~1킬로그램 정도가 적당하다.

출산후 100일, 통증을 잡으면 몸매가 달라진다

산후 부종은 무조건 나쁠까?

우리나라에서는 산후 부종을 굉장히 나쁘게 생각한다. 부기를 그냥 놔두면 몸에도 부담이 많이 가고 평생 지속되는 산후 비만이 이어질 것으로 알고 있기 때문이다. 그래서 산모들은 부기를 빼기 위해 늙은 호박 달인 즙을 마시고 일부러 땀을 내는 등 여러 가지 노력을 한다. 하지만 산후 부종과 산후 비만은 별 상관이 없다. 산후 부종은 적당히 영양을 섭취하고 적당히 활동하면 평소보다 많은 양의 소변과 땀으로 수분이 저절로 배출되어 대부분 2주 안에 자연스럽게 사라진다.

한의학에서는 산후에 생기는 부종을 어혈이 정체되어 생기는 부종과 기운이 약해져서 생기는 부종, 그리고 간혹 혈이 허해서 생기는 부종으로 나눈다. 산후 부종은 기본적으로 어혈을 풀고 기운을 보충해 치료하는 것이 바람직하다. 이를 다른 부종처럼 이뇨작용이 있는 약재들 위주로만 치료하면 가뜩이나 진액이 부족한 산모가 더 진액을 빼앗기게 되므로 탈모, 모유량 부족 등 다른 증상이 생길 수 있다.

그리고 제왕절개 수술 후에 맞는 정맥주사도 부종을 일으키는 원인 중 하나로 알려져 있다. 산후의 정맥주사에는 산후 출혈을 막는 옥시토신이 들어가 있는 경우가 많은데, 이는 자궁 수축을 돕는 한편 소변으로 물이 빠져나가는 것을 막아 몸을 붓게 만드는 역할도 한다. 하지만 일시적인 증상이니 크게 걱정할 필요는 없다.

산후에 부기를 빼기 위해 산모들이 챙겨 먹는 호박즙은 과연 효과가 있기는 한 걸까? 물론 호박이 이뇨작용을 활발하게 하는 것은 사실이지만, 호박즙만 계속 먹는 것은 그다지 효과적이지 않다. 출산 후 생기는 부종은 신장이나 방광이 제 역할을 못하기 때문이 아니라, 피부에 축적된 수분에 의해 생기는 이유가 크기 때문에 오히려 몸을 따뜻하게 해서 땀으로 빼는 것이 더 효과적이다.

출산 직후부터 호박으로 수분을 너무 빼내면 생리적으로 산모에게 열과 수분을 발생시켜 회복이 더뎌질 수 있다. 또 호박즙은 칼로리가 높아 너무 많이 먹으면 오히려 산후 비만이 될 수 있다. 그러니 실제 부기가 없는데도 몸에 도움이 될까 싶어 하루 몇 팩씩 계속 먹는 것은 좋지 않다. 특히 꿀을 넣어 먹는 것은 칼로리를 올리는 것은 물론 혈당을 높일 수 있으니 자제하자.

그렇다면 산후 부기를 빼기 위해 산모는 어떤 노력을 해야 할까? 먼저 음식을 싱겁게 먹는다. 특히 염분이 많은 국물 음식은 조금 줄이는 것이 좋다. 다리가 많이 붓는다면 누워 있을 때 다리를 높게 올리고 있는 것도 도움이 된다. 다리의 부종은 골반이 틀어지면서 다리에서 골반으로의 림프순환이 방해받아 생기는 경우도 많으므로, 골반 교정치료를 적절히 받는 것이 좋다.

출산후 100일, 통증을 잡으면 몸매가 달라진다

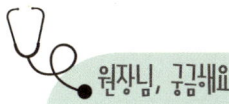
Q 산후 몸에 좋다는 보양음식은 많이 먹을수록 좋을까요?

A 아이를 낳은 후 엄마 몸은 임신 전과는 다르기 때문에 영양을 충분히 보충해 몸의 기운을 북돋워야 합니다. 한국영양학회에서 제시한 출산 후 수유 여성을 위한 영양 권장 섭취량은 임신부보다 더 높은데, 이는 여성의 생애 전체에서 가장 높습니다. 산모라면 임신 전보다 200Kcal 정도, 모유수유를 할 때는 500Kcal를 더 섭취해야 합니다.

수유중에는 단백질과 칼슘을 충분히 섭취해야 하는데, 단백질은 아기의 뇌와 몸의 세포를 만들고 칼슘은 뼈를 만드는 데 중요한 영양소이기 때문입니다. 하지만 산후조리 시기에는 노폐물을 배출해야 하는 시기이므로 몸속에 노폐물을 쌓이게 하는 동물성 단백질, 고지방 음식은 조금 줄이는 것이 좋습니다. 콩, 두부, 두유 등으로 대체해보세요.

미역은 산모라면 무조건 먹어야 한다고 생각하시는데요. 미역에는 요오드 성분이 많아 갑상선 질환을 앓는 환자에게는 좋지 않으니 무조건 많이 먹을 일은 아닙니다. 배춧국, 된장국 등 자극이 적은 다른 종류의 국을 섞어 먹는 것도 좋습니다.

예로부터 젖이 돌지 않을 때 돼지족을 많이 권하는데, 실제 돼지족은 젖이 나오는 데 도움이 많이 됩니다. 그러니 모유수유하는 산모는 돼지족을 달여 먹거나 삶은 족발을 먹는 것도 좋습니다.

예전에는 몸의 영양을 보충한다고 잉어즙, 사골국, 호박즙, 고기 등을 열심히 먹게 했는데, 사실 이것은 못 먹던 시절의 이야기입니다. 요즘 같은 고칼로리 식생활 시대에는 굳이 이런 음식에 집착할 필요가 없으며, 균형 잡힌 규칙적인 식사가 더 중요합니다. 그리고 산모나 아기를 위해 지나치게 짜거나 달거나 맵거나 한 자극적인 음식과 기름진 음식, 인스턴트 음식 등은 가급적 피해주세요.

육아만 해결되면 산후풍도 OK?

출산 후 산모들은 나 홀로 육아를 시작하면서 매우 힘들어한다. 출산 직후 급격한 호르몬 변화와 육아에 대한 부담감, 가사노동으로 인해 심신이 쉬이 피로해진다. 게다가 스트레스에 대한 내성이 저하돼 있기 때문에 감정 조절도 쉽지 않고, 우울감이 찾아오기 쉽다. 이때 육체적인 통증이나 산후풍 증상까지 나타나면 산모들은 절벽에 내몰리는 심정이 된다. 그러다 보니 '애만 안 보면 다 좋아질 것 같은데'라는 생각이 든다.

하지만 애를 봐주는 사람이 있다고 아픈 게 나아질까? 육아와 집안일 등의 육체노동이 통증을 악화시키는 것도 맞고, 육아에서 벗어나 쉬면 덜 아픈 것도 사실이다. 물론 다른 사람의 도움을 받아 육아와 집안일을 더는 것이 아픈 증상에는 도움이 되기는 한다. 하지만 근본적인 해결책은 아니다. 언제까지 육아를 남의 손에 맡길 수는 없지 않은가.

따라서 가장 중요한 것은 바른 생활습관, 적절한 운동, 균형 잡힌 식생활로 체력을 키우고 증상을 개선하고 악화를 방지하는 것이다. 또한 몸이 많이 아프다면 자신의 몸 상태가 어떤지 전문가의 진찰을 받고 그에 따른 적절한 치료를 병행해야 한다.

산후풍 증상을 호소하는 이들을 보면 상당수가 출산 전후로 극심한 스트레스 상황에 놓여 있던 경우가 많다. 아기가 아팠다거나 남편이나 가족과의 불화 등 집안 문제로 정신적, 육체적 긴장 상태에 노출될 경우 산모가 건강하게 몸을 회복하기 어려워진다. 그러므로 스트레스 해소와 관리도 중요하다.

산모의 노력이나 가족의 배려도 중요하지만, 개인의 노력만으로는 해결할 수 없는 부분도 있다. 기업의 출산휴가, 육아휴직, 영유아 부모의 근로 시간 단축, 보육비와 양육수당 등 정부의 지원 제도 등 실질적인 사회적 공감과 지원이 절실하다.

출산 후 100일, 통증을 잡으면 몸매가 달라진다

초판 1쇄 인쇄 2016년 2월 3일
초판 1쇄 발행 2016년 2월 12일

지은이 이동엽
펴낸이 신경렬 | **펴낸곳** (주)더난콘텐츠그룹

기획편집부 남은영 · 민기범 · 허승 · 최보윤 · 이성빈 · 이서하
디자인 박현정
마케팅 홍영기 · 서영호 · 박휘민 | **디지털콘텐츠** 민기범
관리 김태희 | **제작** 유수경 | **물류** 박진철 · 윤기남
책임편집 최서윤

출판등록 2011년 6월 2일 제2011-000158호
주소 121-840 서울특별시 마포구 양화로 10길 19, 상록빌딩 402호
전화 (02)325-2525 | **팩스** (02)325-9007
이메일 book@thenanbiz.com | **홈페이지** http://www.thenanbiz.com

ISBN 978-89-8405-834-7 13510